Dai

Date: _____

Time:	Food / Drink And Amount	Carbs (g)
	Breakfast	
Blood Sugar:		
Insulin Dose:		
2 hr Blood Sugar:		
		Total:
Time:	**Snack**	
Blood Sugar:		
Insulin Dose:		
		Total:
Time:	**Lunch**	
Blood Sugar:		
Insulin Dose:		
2 hr Blood Sugar:		
		Total:
Time:	**Snack**	
Blood Sugar:		
Insulin Dose:		
Time:	**Dinner**	
Blood Sugar:		
Insulin Dose:		
2 hr Blood Sugar:		
		Total:
Time:	**Snack**	
Blood Sugar:		
Insulin Dose:		
		Total:

Midnight Blood Sugar:

2:00 am Blood Sugar

Notes - Exercise/ illness / Stress / Other:

_____

_____

_____

Daily Log

Date: _____

	Food / Drink And Amount	Carbs (g)
Time:	**Breakfast**	
Blood Sugar:		
Insulin Dose:		
2 hr Blood Sugar:		
		Total:
Time:	**Snack**	
Blood Sugar:		
Insulin Dose:		
		Total:
Time:	**Lunch**	
Blood Sugar:		
Insulin Dose:		
2 hr Blood Sugar:		
		Total:
Time:	**Snack**	
Blood Sugar:		
Insulin Dose:		
Time:	**Dinner**	
Blood Sugar:		
Insulin Dose:		
2 hr Blood Sugar:		
		Total:
Time:	**Snack**	
Blood Sugar:		
Insulin Dose:		
		Total:

Midnight Blood Sugar:
2:00 am Blood Sugar

Notes - Exercise/ illness / Stress / Other:

_____

_____

_____

Daily Log

Date: _____

	Food / Drink And Amount	Carbs (g)
Time:	**Breakfast**	
Blood Sugar:		
Insulin Dose:		
2 hr Blood Sugar:		
		Total:
Time:	**Snack**	
Blood Sugar:		
Insulin Dose:		
		Total:
Time:	**Lunch**	
Blood Sugar:		
Insulin Dose:		
2 hr Blood Sugar:		
		Total:
Time:	**Snack**	
Blood Sugar:		
Insulin Dose:		
Time:	**Dinner**	
Blood Sugar:		
Insulin Dose:		
2 hr Blood Sugar:		
		Total:
Time:	**Snack**	
Blood Sugar:		
Insulin Dose:		
		Total:

Midnight Blood Sugar:

2:00 am Blood Sugar:

Notes - Exercise/ Illness / Stress / Other:

_____

_____

_____

Daily Log

Date: _____

	Food / Drink And Amount	Carbs (g)
Time:	**Breakfast**	
Blood Sugar:		
Insulin Dose:		
2 hr Blood Sugar:		
		Total:
Time:	**Snack**	
Blood Sugar:		
Insulin Dose:		
		Total:
Time:	**Lunch**	
Blood Sugar:		
Insulin Dose:		
2 hr Blood Sugar:		
		Total:
Time:	**Snack**	
Blood Sugar:		
Insulin Dose:		
Time:	**Dinner**	
Blood Sugar:		
Insulin Dose:		
2 hr Blood Sugar:		
		Total:
Time:	**Snack**	
Blood Sugar:		
Insulin Dose:		
		Total:

Midnight Blood Sugar:

2:00 am Blood Sugar

Notes - Exercise/ Illness / Stress / Other:

_____

_____

Daily Log

Date: _____

	Food / Drink And Amount	Carbs (g)
Time:	**Breakfast**	
Blood Sugar:		
Insulin Dose:		
2 hr Blood Sugar:		
		Total:
Time:	**Snack**	
Blood Sugar:		
Insulin Dose:		
		Total:
Time:	**Lunch**	
Blood Sugar:		
Insulin Dose:		
2 hr Blood Sugar:		
		Total:
Time:	**Snack**	
Blood Sugar:		
Insulin Dose:		
Time:	**Dinner**	
Blood Sugar:		
Insulin Dose:		
2 hr Blood Sugar:		
		Total:
Time:	**Snack**	
Blood Sugar:		
Insulin Dose:		
		Total:

Midnight Blood Sugar:
2:00 am Blood Sugar

Notes - Exercise/ illness / Stress / Other:

_____

_____

_____

Daily Log

Date: _____

	Food / Drink And Amount	Carbs (g)
Time:	**Breakfast**	
Blood Sugar:		
Insulin Dose:		
2 hr Blood Sugar:		
		Total:
Time:	**Snack**	
Blood Sugar:		
Insulin Dose:		
		Total:
Time:	**Lunch**	
Blood Sugar:		
Insulin Dose:		
2 hr Blood Sugar:		
		Total:
Time:	**Snack**	
Blood Sugar:		
Insulin Dose:		
Time:	**Dinner**	
Blood Sugar:		
Insulin Dose:		
2 hr Blood Sugar:		
		Total:
Time:	**Snack**	
Blood Sugar:		
Insulin Dose:		
		Total:

Midnight Blood Sugar:	
2:00 am Blood Sugar	

Notes - Exercise/ illness / Stress / Other:

_____

_____

_____

Daily Log

Date: _____

	Food / Drink And Amount	Carbs (g)
Time:	**Breakfast**	
Blood Sugar:		
Insulin Dose:		
2 hr Blood Sugar:		
		Total:
Time:	**Snack**	
Blood Sugar:		
Insulin Dose:		
		Total:
Time:	**Lunch**	
Blood Sugar:		
Insulin Dose:		
2 hr Blood Sugar:		
		Total:
Time:	**Snack**	
Blood Sugar:		
Insulin Dose:		
Time:	**Dinner**	
Blood Sugar:		
Insulin Dose:		
2 hr Blood Sugar:		
		Total:
Time:	**Snack**	
Blood Sugar:		
Insulin Dose:		
		Total:

Midnight Blood Sugar:	
2:00 am Blood Sugar	

Notes - Exercise/ illness / Stress / Other:

_____

_____

Daily Log

Date: _____

	Food / Drink And Amount	Carbs (g)
Time:	**Breakfast**	
Blood Sugar:		
Insulin Dose:		
2 hr Blood Sugar:		
		Total:
Time:	**Snack**	
Blood Sugar:		
Insulin Dose:		
		Total:
Time:	**Lunch**	
Blood Sugar:		
Insulin Dose:		
2 hr Blood Sugar:		
		Total:
Time:	**Snack**	
Blood Sugar:		
Insulin Dose:		
Time:	**Dinner**	
Blood Sugar:		
Insulin Dose:		
2 hr Blood Sugar:		
		Total:
Time:	**Snack**	
Blood Sugar:		
Insulin Dose:		
		Total:

Midnight Blood Sugar:
2:00 am Blood Sugar

Notes - Exercise/ illness / Stress / Other:
_____
_____
_____

Daily Log

Date: _____

	Food / Drink And Amount	Carbs (g)
Time:	**Breakfast**	
Blood Sugar:		
Insulin Dose:		
2 hr Blood Sugar:		
		Total:
Time:	**Snack**	
Blood Sugar:		
Insulin Dose:		
		Total:
Time:	**Lunch**	
Blood Sugar:		
Insulin Dose:		
2 hr Blood Sugar:		
		Total:
Time:	**Snack**	
Blood Sugar:		
Insulin Dose:		
Time:	**Dinner**	
Blood Sugar:		
Insulin Dose:		
2 hr Blood Sugar:		
		Total:
Time:	**Snack**	
Blood Sugar:		
Insulin Dose:		
		Total:

Midnight Blood Sugar:

2:00 am Blood Sugar

Notes - Exercise/ illness / Stress / Other:

_____

_____

Daily Log

Date: _____

	Food / Drink And Amount	Carbs (g)
Time:	**Breakfast**	
Blood Sugar:		
Insulin Dose:		
2 hr Blood Sugar:		
		Total:
Time:	**Snack**	
Blood Sugar:		
Insulin Dose:		
		Total:
Time:	**Lunch**	
Blood Sugar:		
Insulin Dose:		
2 hr Blood Sugar:		
		Total:
Time:	**Snack**	
Blood Sugar:		
Insulin Dose:		
Time:	**Dinner**	
Blood Sugar:		
Insulin Dose:		
2 hr Blood Sugar:		
		Total:
Time:	**Snack**	
Blood Sugar:		
Insulin Dose:		
		Total:

Midnight Blood Sugar:
2:00 am Blood Sugar

Notes - Exercise/ illness / Stress / Other:

_____

_____

_____

Daily Log

Date: _____

	Food / Drink And Amount	Carbs (g)
Time:	**Breakfast**	
Blood Sugar:		
Insulin Dose:		
2 hr Blood Sugar:		
		Total:
Time:	**Snack**	
Blood Sugar:		
Insulin Dose:		
		Total:
Time:	**Lunch**	
Blood Sugar:		
Insulin Dose:		
2 hr Blood Sugar:		
		Total:
Time:	**Snack**	
Blood Sugar:		
Insulin Dose:		
Time:	**Dinner**	
Blood Sugar:		
Insulin Dose:		
2 hr Blood Sugar:		
		Total:
Time:	**Snack**	
Blood Sugar:		
Insulin Dose:		
		Total:

Midnight Blood Sugar:
2:00 am Blood Sugar

Notes - Exercise/ illness / Stress / Other:

_____

_____

Daily Log

Date: _____

	Food / Drink And Amount	Carbs (g)
Time:	**Breakfast**	
Blood Sugar:		
Insulin Dose:		
2 hr Blood Sugar:		
		Total:
Time:	**Snack**	
Blood Sugar:		
Insulin Dose:		
		Total:
Time:	**Lunch**	
Blood Sugar:		
Insulin Dose:		
2 hr Blood Sugar:		
		Total:
Time:	**Snack**	
Blood Sugar:		
Insulin Dose:		
Time:	**Dinner**	
Blood Sugar:		
Insulin Dose:		
2 hr Blood Sugar:		
		Total:
Time:	**Snack**	
Blood Sugar:		
Insulin Dose:		
		Total:

Midnight Blood Sugar:
2:00 am Blood Sugar

Notes - Exercise/ illness / Stress / Other:

_____

_____

_____

Daily Log

Date: _____

Time:	Food / Drink And Amount	Carbs (g)
	Breakfast	
Blood Sugar:		
Insulin Dose:		
2 hr Blood Sugar:		
		Total:
Time:	**Snack**	
Blood Sugar:		
Insulin Dose:		
		Total:
Time:	**Lunch**	
Blood Sugar:		
Insulin Dose:		
2 hr Blood Sugar:		
		Total:
Time:	**Snack**	
Blood Sugar:		
Insulin Dose:		
Time:	**Dinner**	
Blood Sugar:		
Insulin Dose:		
2 hr Blood Sugar:		
		Total:
Time:	**Snack**	
Blood Sugar:		
Insulin Dose:		
		Total:

Midnight Blood Sugar:
2:00 am Blood Sugar

Notes - Exercise/ illness / Stress / Other:

_____
_____
_____

Daily Log

Date: _____

	Food / Drink And Amount	Carbs (g)
Time:	**Breakfast**	
Blood Sugar:		
Insulin Dose:		
2 hr Blood Sugar:		
		Total:
Time:	**Snack**	
Blood Sugar:		
Insulin Dose:		
		Total:
Time:	**Lunch**	
Blood Sugar:		
Insulin Dose:		
2 hr Blood Sugar:		
		Total:
Time:	**Snack**	
Blood Sugar:		
Insulin Dose:		
Time:	**Dinner**	
Blood Sugar:		
Insulin Dose:		
2 hr Blood Sugar:		
		Total:
Time:	**Snack**	
Blood Sugar:		
Insulin Dose:		
		Total:

Midnight Blood Sugar:	
2:00 am Blood Sugar	

Notes - Exercise/ illness / Stress / Other:

_____

_____

_____

Daily Log

Date: _____

	Food / Drink And Amount	Carbs (g)
Time:	**Breakfast**	
Blood Sugar:		
Insulin Dose:		
2 hr Blood Sugar:		
		Total:
Time:	**Snack**	
Blood Sugar:		
Insulin Dose:		
		Total:
Time:	**Lunch**	
Blood Sugar:		
Insulin Dose:		
2 hr Blood Sugar:		
		Total:
Time:	**Snack**	
Blood Sugar:		
Insulin Dose:		
Time:	**Dinner**	
Blood Sugar:		
Insulin Dose:		
2 hr Blood Sugar:		
		Total:
Time:	**Snack**	
Blood Sugar:		
Insulin Dose:		
		Total:

Midnight Blood Sugar:
2:00 am Blood Sugar

Notes - Exercise/ illness / Stress / Other:

_____

_____

_____

Daily Log

Date: _____

Time:	Food / Drink And Amount	Carbs (g)
	Breakfast	
Blood Sugar:		
Insulin Dose:		
2 hr Blood Sugar:		
		Total:
Time:	**Snack**	
Blood Sugar:		
Insulin Dose:		
		Total:
Time:	**Lunch**	
Blood Sugar:		
Insulin Dose:		
2 hr Blood Sugar:		
		Total:
Time:	**Snack**	
Blood Sugar:		
Insulin Dose:		
Time:	**Dinner**	
Blood Sugar:		
Insulin Dose:		
2 hr Blood Sugar:		
		Total:
Time:	**Snack**	
Blood Sugar:		
Insulin Dose:		
		Total:

Midnight Blood Sugar:

2:00 am Blood Sugar

Notes - Exercise/ illness / Stress / Other:

_____

_____

_____

Daily Log

Date: _____

	Food / Drink And Amount	Carbs (g)
Time:	**Breakfast**	
Blood Sugar:		
Insulin Dose:		
2 hr Blood Sugar:		
		Total:
Time:	**Snack**	
Blood Sugar:		
Insulin Dose:		
		Total:
Time:	**Lunch**	
Blood Sugar:		
Insulin Dose:		
2 hr Blood Sugar:		
		Total:
Time:	**Snack**	
Blood Sugar:		
Insulin Dose:		
Time:	**Dinner**	
Blood Sugar:		
Insulin Dose:		
2 hr Blood Sugar:		
		Total:
Time:	**Snack**	
Blood Sugar:		
Insulin Dose:		
		Total:

Midnight Blood Sugar:

2:00 am Blood Sugar:

Notes - Exercise/ illness / Stress / Other:

_____

_____

_____

Daily Log

Date: _____

	Food / Drink And Amount	Carbs (g)
Time:	**Breakfast**	
Blood Sugar:		
Insulin Dose:		
2 hr Blood Sugar:		
		Total:
Time:	**Snack**	
Blood Sugar:		
Insulin Dose:		
		Total:
Time:	**Lunch**	
Blood Sugar:		
Insulin Dose:		
2 hr Blood Sugar:		
		Total:
Time:	**Snack**	
Blood Sugar:		
Insulin Dose:		
Time:	**Dinner**	
Blood Sugar:		
Insulin Dose:		
2 hr Blood Sugar:		
		Total:
Time:	**Snack**	
Blood Sugar:		
Insulin Dose:		
		Total:

Midnight Blood Sugar:
2:00 am Blood Sugar

Notes - Exercise/ illness / Stress / Other:

_____

_____

_____

Daily Log

Date: _____

	Food / Drink And Amount	Carbs (g)
Time:	**Breakfast**	
Blood Sugar:		
Insulin Dose:		
2 hr Blood Sugar:		
		Total:
Time:	**Snack**	
Blood Sugar:		
Insulin Dose:		
		Total:
Time:	**Lunch**	
Blood Sugar:		
Insulin Dose:		
2 hr Blood Sugar:		
		Total:
Time:	**Snack**	
Blood Sugar:		
Insulin Dose:		
Time:	**Dinner**	
Blood Sugar:		
Insulin Dose:		
2 hr Blood Sugar:		
		Total:
Time:	**Snack**	
Blood Sugar:		
Insulin Dose:		
		Total:

Midnight Blood Sugar:

2:00 am Blood Sugar:

Notes - Exercise/ illness / Stress / Other:

Daily Log

Date: _____

	Food / Drink And Amount	Carbs (g)
Time:	**Breakfast**	
Blood Sugar:		
Insulin Dose:		
2 hr Blood Sugar:		
		Total:
Time:	**Snack**	
Blood Sugar:		
Insulin Dose:		
		Total:
Time:	**Lunch**	
Blood Sugar:		
Insulin Dose:		
2 hr Blood Sugar:		
		Total:
Time:	**Snack**	
Blood Sugar:		
Insulin Dose:		
Time:	**Dinner**	
Blood Sugar:		
Insulin Dose:		
2 hr Blood Sugar:		
		Total:
Time:	**Snack**	
Blood Sugar:		
Insulin Dose:		
		Total:

Midnight Blood Sugar:
2:00 am Blood Sugar

Notes - Exercise/ illness / Stress / Other:

_____
_____
_____

Daily Log

Date: _____

	Food / Drink And Amount	Carbs (g)
Time:	**Breakfast**	
Blood Sugar:		
Insulin Dose:		
2 hr Blood Sugar:		
		Total:
Time:	**Snack**	
Blood Sugar:		
Insulin Dose:		
		Total:
Time:	**Lunch**	
Blood Sugar:		
Insulin Dose:		
2 hr Blood Sugar:		
		Total:
Time:	**Snack**	
Blood Sugar:		
Insulin Dose:		
Time:	**Dinner**	
Blood Sugar:		
Insulin Dose:		
2 hr Blood Sugar:		
		Total:
Time:	**Snack**	
Blood Sugar:		
Insulin Dose:		
		Total:

Midnight Blood Sugar:
2:00 am Blood Sugar
Notes - Exercise/ illness / Stress / Other:

_____

_____

_____

Daily Log

Date: _____

	Food / Drink And Amount	Carbs (g)
Time:	**Breakfast**	
Blood Sugar:		
Insulin Dose:		
2 hr Blood Sugar:		
		Total:
Time:	**Snack**	
Blood Sugar:		
Insulin Dose:		
		Total:
Time:	**Lunch**	
Blood Sugar:		
Insulin Dose:		
2 hr Blood Sugar:		
		Total:
Time:	**Snack**	
Blood Sugar:		
Insulin Dose:		
Time:	**Dinner**	
Blood Sugar:		
Insulin Dose:		
2 hr Blood Sugar:		
		Total:
Time:	**Snack**	
Blood Sugar:		
Insulin Dose:		
		Total:

Midnight Blood Sugar:
2:00 am Blood Sugar

Notes - Exercise/ illness / Stress / Other:

_____
_____
_____

Daily Log

Date: _____

Time:	Food / Drink And Amount	Carbs (g)
	Breakfast	
Blood Sugar:		
Insulin Dose:		
2 hr Blood Sugar:		
		Total:
Time:	**Snack**	
Blood Sugar:		
Insulin Dose:		
		Total:
Time:	**Lunch**	
Blood Sugar:		
Insulin Dose:		
2 hr Blood Sugar:		
		Total:
Time:	**Snack**	
Blood Sugar:		
Insulin Dose:		
Time:	**Dinner**	
Blood Sugar:		
Insulin Dose:		
2 hr Blood Sugar:		
		Total:
Time:	**Snack**	
Blood Sugar:		
Insulin Dose:		
		Total:

Midnight Blood Sugar:
2:00 am Blood Sugar
Notes - Exercise/ illness / Stress / Other:

Daily Log

Date: _____

	Food / Drink And Amount	Carbs (g)
Time:	**Breakfast**	
Blood Sugar:		
Insulin Dose:		
2 hr Blood Sugar:		
		Total:
Time:	**Snack**	
Blood Sugar:		
Insulin Dose:		
		Total:
Time:	**Lunch**	
Blood Sugar:		
Insulin Dose:		
2 hr Blood Sugar:		
		Total:
Time:	**Snack**	
Blood Sugar:		
Insulin Dose:		
Time:	**Dinner**	
Blood Sugar:		
Insulin Dose:		
2 hr Blood Sugar:		
		Total:
Time:	**Snack**	
Blood Sugar:		
Insulin Dose:		
		Total:

Midnight Blood Sugar:
2:00 am Blood Sugar

Notes - Exercise/ illness / Stress / Other:

_____
_____
_____

Daily Log

Date: _____

Time:	Food / Drink And Amount	Carbs (g)
	Breakfast	
Blood Sugar:		
Insulin Dose:		
2 hr Blood Sugar:		
		Total:
Time:	**Snack**	
Blood Sugar:		
Insulin Dose:		
		Total:
Time:	**Lunch**	
Blood Sugar:		
Insulin Dose:		
2 hr Blood Sugar:		
		Total:
Time:	**Snack**	
Blood Sugar:		
Insulin Dose:		
Time:	**Dinner**	
Blood Sugar:		
Insulin Dose:		
2 hr Blood Sugar:		
		Total:
Time:	**Snack**	
Blood Sugar:		
Insulin Dose:		
		Total:

Midnight Blood Sugar:
2:00 am Blood Sugar
Notes - Exercise/ illness / Stress / Other:

Daily Log

Date: _____

	Food / Drink And Amount	Carbs (g)
Time:	**Breakfast**	
Blood Sugar:		
Insulin Dose:		
2 hr Blood Sugar:		
		Total:
Time:	**Snack**	
Blood Sugar:		
Insulin Dose:		
		Total:
Time:	**Lunch**	
Blood Sugar:		
Insulin Dose:		
2 hr Blood Sugar:		
		Total:
Time:	**Snack**	
Blood Sugar:		
Insulin Dose:		
Time:	**Dinner**	
Blood Sugar:		
Insulin Dose:		
2 hr Blood Sugar:		
		Total:
Time:	**Snack**	
Blood Sugar:		
Insulin Dose:		
		Total:

Midnight Blood Sugar:

2:00 am Blood Sugar

Notes - Exercise/ illness / Stress / Other:

_____

_____

_____

Daily Log

Date: _____

	Food / Drink And Amount	Carbs (g)
Time:	**Breakfast**	
Blood Sugar:		
Insulin Dose:		
2 hr Blood Sugar:		
		Total:
Time:	**Snack**	
Blood Sugar:		
Insulin Dose:		
		Total:
Time:	**Lunch**	
Blood Sugar:		
Insulin Dose:		
2 hr Blood Sugar:		
		Total:
Time:	**Snack**	
Blood Sugar:		
Insulin Dose:		
Time:	**Dinner**	
Blood Sugar:		
Insulin Dose:		
2 hr Blood Sugar:		
		Total:
Time:	**Snack**	
Blood Sugar:		
Insulin Dose:		
		Total:

Midnight Blood Sugar:
2:00 am Blood Sugar

Notes - Exercise/ illness / Stress / Other:

_____

_____

_____

Daily Log

Date: _____

	Food / Drink And Amount	Carbs (g)
Time:	**Breakfast**	
Blood Sugar:		
Insulin Dose:		
2 hr Blood Sugar:		
		Total:
Time:	**Snack**	
Blood Sugar:		
Insulin Dose:		
		Total:
Time:	**Lunch**	
Blood Sugar:		
Insulin Dose:		
2 hr Blood Sugar:		
		Total:
Time:	**Snack**	
Blood Sugar:		
Insulin Dose:		
Time:	**Dinner**	
Blood Sugar:		
Insulin Dose:		
2 hr Blood Sugar:		
		Total:
Time:	**Snack**	
Blood Sugar:		
Insulin Dose:		
		Total:

Midnight Blood Sugar:
2:00 am Blood Sugar:

Notes - Exercise/ illness / Stress / Other:

_____

_____

_____

Daily Log

Date: _____

	Food / Drink And Amount	Carbs (g)
Time:	**Breakfast**	
Blood Sugar:		
Insulin Dose:		
2 hr Blood Sugar:		
		Total:
Time:	**Snack**	
Blood Sugar:		
Insulin Dose:		
		Total:
Time:	**Lunch**	
Blood Sugar:		
Insulin Dose:		
2 hr Blood Sugar:		
		Total:
Time:	**Snack**	
Blood Sugar:		
Insulin Dose:		
Time:	**Dinner**	
Blood Sugar:		
Insulin Dose:		
2 hr Blood Sugar:		
		Total:
Time:	**Snack**	
Blood Sugar:		
Insulin Dose:		
		Total:

Midnight Blood Sugar:

2:00 am Blood Sugar

Notes - Exercise/ illness / Stress / Other:

_____

_____

Daily Log

Date: _____

	Food / Drink And Amount	Carbs (g)
Time:	**Breakfast**	
Blood Sugar:		
Insulin Dose:		
2 hr Blood Sugar:		
		Total:
Time:	**Snack**	
Blood Sugar:		
Insulin Dose:		
		Total:
Time:	**Lunch**	
Blood Sugar:		
Insulin Dose:		
2 hr Blood Sugar:		
		Total:
Time:	**Snack**	
Blood Sugar:		
Insulin Dose:		
Time:	**Dinner**	
Blood Sugar:		
Insulin Dose:		
2 hr Blood Sugar:		
		Total:
Time:	**Snack**	
Blood Sugar:		
Insulin Dose:		
		Total:

Midnight Blood Sugar:
2:00 am Blood Sugar

Notes - Exercise/ illness / Stress / Other:
_____
_____
_____

Daily Log

Date: _____

	Food / Drink And Amount	Carbs (g)
Time:	**Breakfast**	
Blood Sugar:		
Insulin Dose:		
2 hr Blood Sugar:		
		Total:
Time:	**Snack**	
Blood Sugar:		
Insulin Dose:		
		Total:
Time:	**Lunch**	
Blood Sugar:		
Insulin Dose:		
2 hr Blood Sugar:		
		Total:
Time:	**Snack**	
Blood Sugar:		
Insulin Dose:		
Time:	**Dinner**	
Blood Sugar:		
Insulin Dose:		
2 hr Blood Sugar:		
		Total:
Time:	**Snack**	
Blood Sugar:		
Insulin Dose:		
		Total:

Midnight Blood Sugar:

2:00 am Blood Sugar

Notes - Exercise/ illness / Stress / Other:

_____
_____
_____

Daily Log

Date: _____

	Food / Drink And Amount	Carbs (g)
Time:	**Breakfast**	
Blood Sugar:		
Insulin Dose:		
2 hr Blood Sugar:		
		Total:
Time:	**Snack**	
Blood Sugar:		
Insulin Dose:		
		Total:
Time:	**Lunch**	
Blood Sugar:		
Insulin Dose:		
2 hr Blood Sugar:		
		Total:
Time:	**Snack**	
Blood Sugar:		
Insulin Dose:		
Time:	**Dinner**	
Blood Sugar:		
Insulin Dose:		
2 hr Blood Sugar:		
		Total:
Time:	**Snack**	
Blood Sugar:		
Insulin Dose:		
		Total:

Midnight Blood Sugar:
2:00 am Blood Sugar

Notes - Exercise/ illness / Stress / Other:

_____

_____

_____

Daily Log

Date: _____

	Food / Drink And Amount	Carbs (g)
Time:	Breakfast	
Blood Sugar:		
Insulin Dose:		
2 hr Blood Sugar:		
		Total:
Time:	Snack	
Blood Sugar:		
Insulin Dose:		
		Total:
Time:	Lunch	
Blood Sugar:		
Insulin Dose:		
2 hr Blood Sugar:		
		Total:
Time:	Snack	
Blood Sugar:		
Insulin Dose:		
Time:	Dinner	
Blood Sugar:		
Insulin Dose:		
2 hr Blood Sugar:		
		Total:
Time:	Snack	
Blood Sugar:		
Insulin Dose:		
		Total:

| **Midnight Blood Sugar:** |
| **2:00 am Blood Sugar** |

Notes - Exercise/ illness / Stress / Other:
_____
_____
_____

Daily Log

Date: _____

	Food / Drink And Amount	Carbs (g)
Time:	**Breakfast**	
Blood Sugar:		
Insulin Dose:		
2 hr Blood Sugar:		
		Total:
Time:	**Snack**	
Blood Sugar:		
Insulin Dose:		
		Total:
Time:	**Lunch**	
Blood Sugar:		
Insulin Dose:		
2 hr Blood Sugar:		
		Total:
Time:	**Snack**	
Blood Sugar:		
Insulin Dose:		
Time:	**Dinner**	
Blood Sugar:		
Insulin Dose:		
2 hr Blood Sugar:		
		Total:
Time:	**Snack**	
Blood Sugar:		
Insulin Dose:		
		Total:

Midnight Blood Sugar:
2:00 am Blood Sugar

Notes - Exercise/ illness / Stress / Other:

_____

_____

_____

Daily Log

Date: _____

	Food / Drink And Amount	Carbs (g)
Time:	**Breakfast**	
Blood Sugar:		
Insulin Dose:		
2 hr Blood Sugar:		
		Total:
Time:	**Snack**	
Blood Sugar:		
Insulin Dose:		
		Total:
Time:	**Lunch**	
Blood Sugar:		
Insulin Dose:		
2 hr Blood Sugar:		
		Total:
Time:	**Snack**	
Blood Sugar:		
Insulin Dose:		
Time:	**Dinner**	
Blood Sugar:		
Insulin Dose:		
2 hr Blood Sugar:		
		Total:
Time:	**Snack**	
Blood Sugar:		
Insulin Dose:		
		Total:

Midnight Blood Sugar:
2:00 am Blood Sugar
Notes - Exercise/ illness / Stress / Other:

Daily Log

Date: _____

	Food / Drink And Amount	Carbs (g)
Time:	**Breakfast**	
Blood Sugar:		
Insulin Dose:		
2 hr Blood Sugar:		
		Total:
Time:	**Snack**	
Blood Sugar:		
Insulin Dose:		
		Total:
Time:	**Lunch**	
Blood Sugar:		
Insulin Dose:		
2 hr Blood Sugar:		
		Total:
Time:	**Snack**	
Blood Sugar:		
Insulin Dose:		
Time:	**Dinner**	
Blood Sugar:		
Insulin Dose:		
2 hr Blood Sugar:		
		Total:
Time:	**Snack**	
Blood Sugar:		
Insulin Dose:		
		Total:

Midnight Blood Sugar:
2:00 am Blood Sugar

Notes - Exercise/ illness / Stress / Other:
_____
_____
_____

Daily Log

Date: _____

	Food / Drink And Amount	Carbs (g)
Time:	**Breakfast**	
Blood Sugar:		
Insulin Dose:		
2 hr Blood Sugar:		
		Total:
Time:	**Snack**	
Blood Sugar:		
Insulin Dose:		
		Total:
Time:	**Lunch**	
Blood Sugar:		
Insulin Dose:		
2 hr Blood Sugar:		
		Total:
Time:	**Snack**	
Blood Sugar:		
Insulin Dose:		
Time:	**Dinner**	
Blood Sugar:		
Insulin Dose:		
2 hr Blood Sugar:		
		Total:
Time:	**Snack**	
Blood Sugar:		
Insulin Dose:		
		Total:

Midnight Blood Sugar:
2:00 am Blood Sugar

Notes - Exercise/ Illness / Stress / Other:

_____

_____

Daily Log

Date: _____

	Food / Drink And Amount	Carbs (g)
Time:	**Breakfast**	
Blood Sugar:		
Insulin Dose:		
2 hr Blood Sugar:		
		Total:
Time:	**Snack**	
Blood Sugar:		
Insulin Dose:		
		Total:
Time:	**Lunch**	
Blood Sugar:		
Insulin Dose:		
2 hr Blood Sugar:		
		Total:
Time:	**Snack**	
Blood Sugar:		
Insulin Dose:		
Time:	**Dinner**	
Blood Sugar:		
Insulin Dose:		
2 hr Blood Sugar:		
		Total:
Time:	**Snack**	
Blood Sugar:		
Insulin Dose:		
		Total:

Midnight Blood Sugar:

2:00 am Blood Sugar:

Notes - Exercise/ illness / Stress / Other:
_____
_____
_____

Daily Log

Date: _____

Time:	Food / Drink And Amount	Carbs (g)
	Breakfast	
Blood Sugar:		
Insulin Dose:		
2 hr Blood Sugar:		
		Total:
Time:	**Snack**	
Blood Sugar:		
Insulin Dose:		
		Total:
Time:	**Lunch**	
Blood Sugar:		
Insulin Dose:		
2 hr Blood Sugar:		
		Total:
Time:	**Snack**	
Blood Sugar:		
Insulin Dose:		
Time:	**Dinner**	
Blood Sugar:		
Insulin Dose:		
2 hr Blood Sugar:		
		Total:
Time:	**Snack**	
Blood Sugar:		
Insulin Dose:		
		Total:

Midnight Blood Sugar:

2:00 am Blood Sugar

Notes - Exercise/ illness / Stress / Other:

_____

_____

Daily Log

Date: _____

	Food / Drink And Amount	Carbs (g)
Time:	**Breakfast**	
Blood Sugar:		
Insulin Dose:		
2 hr Blood Sugar:		
		Total:
Time:	**Snack**	
Blood Sugar:		
Insulin Dose:		
		Total:
Time:	**Lunch**	
Blood Sugar:		
Insulin Dose:		
2 hr Blood Sugar:		
		Total:
Time:	**Snack**	
Blood Sugar:		
Insulin Dose:		
Time:	**Dinner**	
Blood Sugar:		
Insulin Dose:		
2 hr Blood Sugar:		
		Total:
Time:	**Snack**	
Blood Sugar:		
Insulin Dose:		
		Total:

Midnight Blood Sugar:	
2:00 am Blood Sugar	

Notes - Exercise/ illness / Stress / Other:

_____

_____

_____

Daily Log

Date: _____

	Food / Drink And Amount	Carbs (g)
Time:	**Breakfast**	
Blood Sugar:		
Insulin Dose:		
2 hr Blood Sugar:		
		Total:
Time:	**Snack**	
Blood Sugar:		
Insulin Dose:		
		Total:
Time:	**Lunch**	
Blood Sugar:		
Insulin Dose:		
2 hr Blood Sugar:		
		Total:
Time:	**Snack**	
Blood Sugar:		
Insulin Dose:		
Time:	**Dinner**	
Blood Sugar:		
Insulin Dose:		
2 hr Blood Sugar:		
		Total:
Time:	**Snack**	
Blood Sugar:		
Insulin Dose:		
		Total:

Midnight Blood Sugar:

2:00 am Blood Sugar

Notes - Exercise/ illness / Stress / Other:

_____

_____

_____

Daily Log

Date: _____

	Food / Drink And Amount	Carbs (g)
Time:	**Breakfast**	
Blood Sugar:		
Insulin Dose:		
2 hr Blood Sugar:		
		Total:
Time:	**Snack**	
Blood Sugar:		
Insulin Dose:		
		Total:
Time:	**Lunch**	
Blood Sugar:		
Insulin Dose:		
2 hr Blood Sugar:		
		Total:
Time:	**Snack**	
Blood Sugar:		
Insulin Dose:		
Time:	**Dinner**	
Blood Sugar:		
Insulin Dose:		
2 hr Blood Sugar:		
		Total:
Time:	**Snack**	
Blood Sugar:		
Insulin Dose:		
		Total:

Midnight Blood Sugar:
2:00 am Blood Sugar:

Notes - Exercise/ illness / Stress / Other:

_____

_____

_____

Daily Log

Date: _____

	Food / Drink And Amount	Carbs (g)
Time:	**Breakfast**	
Blood Sugar:		
Insulin Dose:		
2 hr Blood Sugar:		
		Total:
Time:	**Snack**	
Blood Sugar:		
Insulin Dose:		
		Total:
Time:	**Lunch**	
Blood Sugar:		
Insulin Dose:		
2 hr Blood Sugar:		
		Total:
Time:	**Snack**	
Blood Sugar:		
Insulin Dose:		
Time:	**Dinner**	
Blood Sugar:		
Insulin Dose:		
2 hr Blood Sugar:		
		Total:
Time:	**Snack**	
Blood Sugar:		
Insulin Dose:		
		Total:

Midnight Blood Sugar:
2:00 am Blood Sugar

Notes - Exercise/ illness / Stress / Other:

_____

_____

_____

Daily Log

Date: _____

	Food / Drink And Amount	Carbs (g)
Time:	**Breakfast**	
Blood Sugar:		
Insulin Dose:		
2 hr Blood Sugar:		
		Total:
Time:	**Snack**	
Blood Sugar:		
Insulin Dose:		
		Total:
Time:	**Lunch**	
Blood Sugar:		
Insulin Dose:		
2 hr Blood Sugar:		
		Total:
Time:	**Snack**	
Blood Sugar:		
Insulin Dose:		
Time:	**Dinner**	
Blood Sugar:		
Insulin Dose:		
2 hr Blood Sugar:		
		Total:
Time:	**Snack**	
Blood Sugar:		
Insulin Dose:		
		Total:

Midnight Blood Sugar:	
2:00 am Blood Sugar	

Notes - Exercise/ illness / Stress / Other:

_____

_____

_____

Daily Log

Date: _____

	Food / Drink And Amount	Carbs (g)
Time:	**Breakfast**	
Blood Sugar:		
Insulin Dose:		
2 hr Blood Sugar:		
		Total:
Time:	**Snack**	
Blood Sugar:		
Insulin Dose:		
		Total:
Time:	**Lunch**	
Blood Sugar:		
Insulin Dose:		
2 hr Blood Sugar:		
		Total:
Time:	**Snack**	
Blood Sugar:		
Insulin Dose:		
Time:	**Dinner**	
Blood Sugar:		
Insulin Dose:		
2 hr Blood Sugar:		
		Total:
Time:	**Snack**	
Blood Sugar:		
Insulin Dose:		
		Total:

| **Midnight Blood Sugar:** |
| **2:00 am Blood Sugar** |

Notes - Exercise/ illness / Stress / Other:

_____

_____

_____

Daily Log

Date: _____

	Food / Drink And Amount	Carbs (g)
Time:	**Breakfast**	
Blood Sugar:		
Insulin Dose:		
2 hr Blood Sugar:		
		Total:
Time:	**Snack**	
Blood Sugar:		
Insulin Dose:		
		Total:
Time:	**Lunch**	
Blood Sugar:		
Insulin Dose:		
2 hr Blood Sugar:		
		Total:
Time:	**Snack**	
Blood Sugar:		
Insulin Dose:		
Time:	**Dinner**	
Blood Sugar:		
Insulin Dose:		
2 hr Blood Sugar:		
		Total:
Time:	**Snack**	
Blood Sugar:		
Insulin Dose:		
		Total:

Midnight Blood Sugar:
2:00 am Blood Sugar

Notes - Exercise/ illness / Stress / Other:

_____

_____

_____

Daily Log

Date: _____

	Food / Drink And Amount	Carbs (g)
Time:	**Breakfast**	
Blood Sugar:		
Insulin Dose:		
2 hr Blood Sugar:		
		Total:
Time:	**Snack**	
Blood Sugar:		
Insulin Dose:		
		Total:
Time:	**Lunch**	
Blood Sugar:		
Insulin Dose:		
2 hr Blood Sugar:		
		Total:
Time:	**Snack**	
Blood Sugar:		
Insulin Dose:		
Time:	**Dinner**	
Blood Sugar:		
Insulin Dose:		
2 hr Blood Sugar:		
		Total:
Time:	**Snack**	
Blood Sugar:		
Insulin Dose:		
		Total:

Midnight Blood Sugar:
2:00 am Blood Sugar
Notes - Exercise/ illness / Stress / Other:

Daily Log

Date: _____

	Food / Drink And Amount	Carbs (g)
Time:	**Breakfast**	
Blood Sugar:		
Insulin Dose:		
2 hr Blood Sugar:		
		Total:
Time:	**Snack**	
Blood Sugar:		
Insulin Dose:		
		Total:
Time:	**Lunch**	
Blood Sugar:		
Insulin Dose:		
2 hr Blood Sugar:		
		Total:
Time:	**Snack**	
Blood Sugar:		
Insulin Dose:		
Time:	**Dinner**	
Blood Sugar:		
Insulin Dose:		
2 hr Blood Sugar:		
		Total:
Time:	**Snack**	
Blood Sugar:		
Insulin Dose:		
		Total:

Midnight Blood Sugar:
2:00 am Blood Sugar:

Notes - Exercise/ illness / Stress / Other:

_____

_____

Daily Log

Date: _____

	Food / Drink And Amount	Carbs (g)
Time:	**Breakfast**	
Blood Sugar:		
Insulin Dose:		
2 hr Blood Sugar:		
		Total:
Time:	**Snack**	
Blood Sugar:		
Insulin Dose:		
		Total:
Time:	**Lunch**	
Blood Sugar:		
Insulin Dose:		
2 hr Blood Sugar:		
		Total:
Time:	**Snack**	
Blood Sugar:		
Insulin Dose:		
Time:	**Dinner**	
Blood Sugar:		
Insulin Dose:		
2 hr Blood Sugar:		
		Total:
Time:	**Snack**	
Blood Sugar:		
Insulin Dose:		
		Total:

Midnight Blood Sugar:
2:00 am Blood Sugar

Notes - Exercise/ illness / Stress / Other:
_____
_____

Daily Log

Date: _____

	Food / Drink And Amount	Carbs (g)
Time:	**Breakfast**	
Blood Sugar:		
Insulin Dose:		
2 hr Blood Sugar:		
		Total:
Time:	**Snack**	
Blood Sugar:		
Insulin Dose:		
		Total:
Time:	**Lunch**	
Blood Sugar:		
Insulin Dose:		
2 hr Blood Sugar:		
		Total:
Time:	**Snack**	
Blood Sugar:		
Insulin Dose:		
Time:	**Dinner**	
Blood Sugar:		
Insulin Dose:		
2 hr Blood Sugar:		
		Total:
Time:	**Snack**	
Blood Sugar:		
Insulin Dose:		
		Total:

Midnight Blood Sugar:
2:00 am Blood Sugar

Notes - Exercise/ illness / Stress / Other:

_____
_____
_____

Daily Log

Date: _____

	Food / Drink And Amount	Carbs (g)
Time:	**Breakfast**	
Blood Sugar:		
Insulin Dose:		
2 hr Blood Sugar:		
		Total:
Time:	**Snack**	
Blood Sugar:		
Insulin Dose:		
		Total:
Time:	**Lunch**	
Blood Sugar:		
Insulin Dose:		
2 hr Blood Sugar:		
		Total:
Time:	**Snack**	
Blood Sugar:		
Insulin Dose:		
Time:	**Dinner**	
Blood Sugar:		
Insulin Dose:		
2 hr Blood Sugar:		
		Total:
Time:	**Snack**	
Blood Sugar:		
Insulin Dose:		
		Total:

Midnight Blood Sugar:

2:00 am Blood Sugar:

Notes - Exercise/ illness / Stress / Other:

_____

_____

_____

Daily Log

Date: _____

	Food / Drink And Amount	Carbs (g)
Time:	**Breakfast**	
Blood Sugar:		
Insulin Dose:		
2 hr Blood Sugar:		
		Total:
Time:	**Snack**	
Blood Sugar:		
Insulin Dose:		
		Total:
Time:	**Lunch**	
Blood Sugar:		
Insulin Dose:		
2 hr Blood Sugar:		
		Total:
Time:	**Snack**	
Blood Sugar:		
Insulin Dose:		
Time:	**Dinner**	
Blood Sugar:		
Insulin Dose:		
2 hr Blood Sugar:		
		Total:
Time:	**Snack**	
Blood Sugar:		
Insulin Dose:		
		Total:

Midnight Blood Sugar:

2:00 am Blood Sugar

Notes - Exercise/ illness / Stress / Other:

_____

_____

_____

Daily Log

Date: _____

	Food / Drink And Amount	Carbs (g)
Time:	**Breakfast**	
Blood Sugar:		
Insulin Dose:		
2 hr Blood Sugar:		
		Total:
Time:	**Snack**	
Blood Sugar:		
Insulin Dose:		
		Total:
Time:	**Lunch**	
Blood Sugar:		
Insulin Dose:		
2 hr Blood Sugar:		
		Total:
Time:	**Snack**	
Blood Sugar:		
Insulin Dose:		
Time:	**Dinner**	
Blood Sugar:		
Insulin Dose:		
2 hr Blood Sugar:		
		Total:
Time:	**Snack**	
Blood Sugar:		
Insulin Dose:		
		Total:

Midnight Blood Sugar:

2:00 am Blood Sugar

Notes - Exercise/ illness / Stress / Other:

_____
_____
_____

Daily Log

Date: _____

	Food / Drink And Amount	Carbs (g)
Time:	**Breakfast**	
Blood Sugar:		
Insulin Dose:		
2 hr Blood Sugar:		
		Total:
Time:	**Snack**	
Blood Sugar:		
Insulin Dose:		
		Total:
Time:	**Lunch**	
Blood Sugar:		
Insulin Dose:		
2 hr Blood Sugar:		
		Total:
Time:	**Snack**	
Blood Sugar:		
Insulin Dose:		
Time:	**Dinner**	
Blood Sugar:		
Insulin Dose:		
2 hr Blood Sugar:		
		Total:
Time:	**Snack**	
Blood Sugar:		
Insulin Dose:		
		Total:

| **Midnight Blood Sugar:** |
| **2:00 am Blood Sugar** |

Notes - Exercise/ illness / Stress / Other:

_____

_____

_____

Daily Log

Date: _____

	Food / Drink And Amount	Carbs (g)
Time:	**Breakfast**	
Blood Sugar:		
Insulin Dose:		
2 hr Blood Sugar:		
		Total:
Time:	**Snack**	
Blood Sugar:		
Insulin Dose:		
		Total:
Time:	**Lunch**	
Blood Sugar:		
Insulin Dose:		
2 hr Blood Sugar:		
		Total:
Time:	**Snack**	
Blood Sugar:		
Insulin Dose:		
Time:	**Dinner**	
Blood Sugar:		
Insulin Dose:		
2 hr Blood Sugar:		
		Total:
Time:	**Snack**	
Blood Sugar:		
Insulin Dose:		
		Total:

| **Midnight Blood Sugar:** |
| **2:00 am Blood Sugar** |

Notes - Exercise/ Illness / Stress / Other:

_____

_____

_____

Daily Log

Date: _____

	Food / Drink And Amount	Carbs (g)
Time:	**Breakfast**	
Blood Sugar:		
Insulin Dose:		
2 hr Blood Sugar:		
		Total:
Time:	**Snack**	
Blood Sugar:		
Insulin Dose:		
		Total:
Time:	**Lunch**	
Blood Sugar:		
Insulin Dose:		
2 hr Blood Sugar:		
		Total:
Time:	**Snack**	
Blood Sugar:		
Insulin Dose:		
Time:	**Dinner**	
Blood Sugar:		
Insulin Dose:		
2 hr Blood Sugar:		
		Total:
Time:	**Snack**	
Blood Sugar:		
Insulin Dose:		
		Total:

Midnight Blood Sugar:
2:00 am Blood Sugar

Notes - Exercise/ illness / Stress / Other:
_____
_____
_____

Daily Log

Date: _____

Time:	Food / Drink And Amount	Carbs (g)
	Breakfast	
Blood Sugar:		
Insulin Dose:		
2 hr Blood Sugar:		
		Total:
Time:	**Snack**	
Blood Sugar:		
Insulin Dose:		
		Total:
Time:	**Lunch**	
Blood Sugar:		
Insulin Dose:		
2 hr Blood Sugar:		
		Total:
Time:	**Snack**	
Blood Sugar:		
Insulin Dose:		
Time:	**Dinner**	
Blood Sugar:		
Insulin Dose:		
2 hr Blood Sugar:		
		Total:
Time:	**Snack**	
Blood Sugar:		
Insulin Dose:		
		Total:

Midnight Blood Sugar:
2:00 am Blood Sugar

Notes - Exercise/ illness / Stress / Other:

_____

_____

_____

Daily Log

Date: _____

	Food / Drink And Amount	Carbs (g)
Time:	**Breakfast**	
Blood Sugar:		
Insulin Dose:		
2 hr Blood Sugar:		
		Total:
Time:	**Snack**	
Blood Sugar:		
Insulin Dose:		
		Total:
Time:	**Lunch**	
Blood Sugar:		
Insulin Dose:		
2 hr Blood Sugar:		
		Total:
Time:	**Snack**	
Blood Sugar:		
Insulin Dose:		
Time:	**Dinner**	
Blood Sugar:		
Insulin Dose:		
2 hr Blood Sugar:		
		Total:
Time:	**Snack**	
Blood Sugar:		
Insulin Dose:		
		Total:

Midnight Blood Sugar:	
2:00 am Blood Sugar	

Notes - Exercise/ illness / Stress / Other:

_____

_____

_____

Daily Log

Date: _____

	Food / Drink And Amount	Carbs (g)
Time:	Breakfast	
Blood Sugar:		
Insulin Dose:		
2 hr Blood Sugar:		
		Total:
Time:	Snack	
Blood Sugar:		
Insulin Dose:		
		Total:
Time:	Lunch	
Blood Sugar:		
Insulin Dose:		
2 hr Blood Sugar:		
		Total:
Time:	Snack	
Blood Sugar:		
Insulin Dose:		
Time:	Dinner	
Blood Sugar:		
Insulin Dose:		
2 hr Blood Sugar:		
		Total:
Time:	Snack	
Blood Sugar:		
Insulin Dose:		
		Total:

Midnight Blood Sugar:
2:00 am Blood Sugar

Notes - Exercise/ illness / Stress / Other:

_____

_____

_____

Daily Log

Date: _____

	Food / Drink And Amount	Carbs (g)
Time:	**Breakfast**	
Blood Sugar:		
Insulin Dose:		
2 hr Blood Sugar:		
		Total:
Time:	**Snack**	
Blood Sugar:		
Insulin Dose:		
		Total:
Time:	**Lunch**	
Blood Sugar:		
Insulin Dose:		
2 hr Blood Sugar:		
		Total:
Time:	**Snack**	
Blood Sugar:		
Insulin Dose:		
Time:	**Dinner**	
Blood Sugar:		
Insulin Dose:		
2 hr Blood Sugar:		
		Total:
Time:	**Snack**	
Blood Sugar:		
Insulin Dose:		
		Total:

Midnight Blood Sugar:
2:00 am Blood Sugar

Notes - Exercise/ Illness / Stress / Other:

_____

_____

_____

Daily Log

Date: _____

Time:	Food / Drink And Amount	Carbs (g)
	Breakfast	
Blood Sugar:		
Insulin Dose:		
2 hr Blood Sugar:		
		Total:
Time:	**Snack**	
Blood Sugar:		
Insulin Dose:		
		Total:
Time:	**Lunch**	
Blood Sugar:		
Insulin Dose:		
2 hr Blood Sugar:		
		Total:
Time:	**Snack**	
Blood Sugar:		
Insulin Dose:		
Time:	**Dinner**	
Blood Sugar:		
Insulin Dose:		
2 hr Blood Sugar:		
		Total:
Time:	**Snack**	
Blood Sugar:		
Insulin Dose:		
		Total:

Midnight Blood Sugar:
2:00 am Blood Sugar

Notes - Exercise/ illness / Stress / Other:

_____
_____
_____

Daily Log

Date: _____

	Food / Drink And Amount	Carbs (g)
Time:	**Breakfast**	
Blood Sugar:		
Insulin Dose:		
2 hr Blood Sugar:		
		Total:
Time:	**Snack**	
Blood Sugar:		
Insulin Dose:		
		Total:
Time:	**Lunch**	
Blood Sugar:		
Insulin Dose:		
2 hr Blood Sugar:		
		Total:
Time:	**Snack**	
Blood Sugar:		
Insulin Dose:		
Time:	**Dinner**	
Blood Sugar:		
Insulin Dose:		
2 hr Blood Sugar:		
		Total:
Time:	**Snack**	
Blood Sugar:		
Insulin Dose:		
		Total:

Midnight Blood Sugar:

2:00 am Blood Sugar

Notes - Exercise/ illness / Stress / Other:

Daily Log

Date: _____

	Food / Drink And Amount	Carbs (g)
Time:	**Breakfast**	
Blood Sugar:		
Insulin Dose:		
2 hr Blood Sugar:		
		Total:
Time:	**Snack**	
Blood Sugar:		
Insulin Dose:		
		Total:
Time:	**Lunch**	
Blood Sugar:		
Insulin Dose:		
2 hr Blood Sugar:		
		Total:
Time:	**Snack**	
Blood Sugar:		
Insulin Dose:		
Time:	**Dinner**	
Blood Sugar:		
Insulin Dose:		
2 hr Blood Sugar:		
		Total:
Time:	**Snack**	
Blood Sugar:		
Insulin Dose:		
		Total:

Midnight Blood Sugar:
2:00 am Blood Sugar

Notes - Exercise/ illness / Stress / Other:

_____
_____
_____

Daily Log

Date: _____

	Food / Drink And Amount	Carbs (g)
Time:	**Breakfast**	
Blood Sugar:		
Insulin Dose:		
2 hr Blood Sugar:		
		Total:
Time:	**Snack**	
Blood Sugar:		
Insulin Dose:		
		Total:
Time:	**Lunch**	
Blood Sugar:		
Insulin Dose:		
2 hr Blood Sugar:		
		Total:
Time:	**Snack**	
Blood Sugar:		
Insulin Dose:		
Time:	**Dinner**	
Blood Sugar:		
Insulin Dose:		
2 hr Blood Sugar:		
		Total:
Time:	**Snack**	
Blood Sugar:		
Insulin Dose:		
		Total:

Midnight Blood Sugar:
2:00 am Blood Sugar

Notes - Exercise/ illness / Stress / Other:

_____

_____

_____

Daily Log

Date: _____

	Food / Drink And Amount	Carbs (g)
Time:	**Breakfast**	
Blood Sugar:		
Insulin Dose:		
2 hr Blood Sugar:		
		Total:
Time:	**Snack**	
Blood Sugar:		
Insulin Dose:		
		Total:
Time:	**Lunch**	
Blood Sugar:		
Insulin Dose:		
2 hr Blood Sugar:		
		Total:
Time:	**Snack**	
Blood Sugar:		
Insulin Dose:		
Time:	**Dinner**	
Blood Sugar:		
Insulin Dose:		
2 hr Blood Sugar:		
		Total:
Time:	**Snack**	
Blood Sugar:		
Insulin Dose:		
		Total:

Midnight Blood Sugar:
2:00 am Blood Sugar
Notes - Exercise/ illness / Stress / Other:

_____

_____

_____

Daily Log

Date: _____

	Food / Drink And Amount	Carbs (g)
Time:	Breakfast	
Blood Sugar:		
Insulin Dose:		
2 hr Blood Sugar:		
		Total:
Time:	Snack	
Blood Sugar:		
Insulin Dose:		
		Total:
Time:	Lunch	
Blood Sugar:		
Insulin Dose:		
2 hr Blood Sugar:		
		Total:
Time:	Snack	
Blood Sugar:		
Insulin Dose:		
Time:	Dinner	
Blood Sugar:		
Insulin Dose:		
2 hr Blood Sugar:		
		Total:
Time:	Snack	
Blood Sugar:		
Insulin Dose:		
		Total:

Midnight Blood Sugar:
2:00 am Blood Sugar:

Notes - Exercise/ illness / Stress / Other:

_____

_____

_____

Daily Log

Date: _____

	Food / Drink And Amount	Carbs (g)
Time:	**Breakfast**	
Blood Sugar:		
Insulin Dose:		
2 hr Blood Sugar:		
		Total:
Time:	**Snack**	
Blood Sugar:		
Insulin Dose:		
		Total:
Time:	**Lunch**	
Blood Sugar:		
Insulin Dose:		
2 hr Blood Sugar:		
		Total:
Time:	**Snack**	
Blood Sugar:		
Insulin Dose:		
Time:	**Dinner**	
Blood Sugar:		
Insulin Dose:		
2 hr Blood Sugar:		
		Total:
Time:	**Snack**	
Blood Sugar:		
Insulin Dose:		
		Total:

Midnight Blood Sugar:
2:00 am Blood Sugar

Notes - Exercise/ illness / Stress / Other:

_____

_____

_____

Daily Log

Date: _____

	Food / Drink And Amount	Carbs (g)
Time:	**Breakfast**	
Blood Sugar:		
Insulin Dose:		
2 hr Blood Sugar:		
		Total:
Time:	**Snack**	
Blood Sugar:		
Insulin Dose:		
		Total:
Time:	**Lunch**	
Blood Sugar:		
Insulin Dose:		
2 hr Blood Sugar:		
		Total:
Time:	**Snack**	
Blood Sugar:		
Insulin Dose:		
Time:	**Dinner**	
Blood Sugar:		
Insulin Dose:		
2 hr Blood Sugar:		
		Total:
Time:	**Snack**	
Blood Sugar:		
Insulin Dose:		
		Total:

Midnight Blood Sugar:
2:00 am Blood Sugar:

Notes - Exercise/ illness / Stress / Other:

_____

_____

_____

Daily Log

Date: _____

	Food / Drink And Amount	Carbs (g)
Time:	**Breakfast**	
Blood Sugar:		
Insulin Dose:		
2 hr Blood Sugar:		
		Total:
Time:	**Snack**	
Blood Sugar:		
Insulin Dose:		
		Total:
Time:	**Lunch**	
Blood Sugar:		
Insulin Dose:		
2 hr Blood Sugar:		
		Total:
Time:	**Snack**	
Blood Sugar:		
Insulin Dose:		
Time:	**Dinner**	
Blood Sugar:		
Insulin Dose:		
2 hr Blood Sugar:		
		Total:
Time:	**Snack**	
Blood Sugar:		
Insulin Dose:		
		Total:

Midnight Blood Sugar:
2:00 am Blood Sugar

Notes - Exercise/ illness / Stress / Other:

_____

_____

Daily Log

Date: _____

	Food / Drink And Amount	Carbs (g)
Time:	**Breakfast**	
Blood Sugar:		
Insulin Dose:		
2 hr Blood Sugar:		
		Total:
Time:	**Snack**	
Blood Sugar:		
Insulin Dose:		
		Total:
Time:	**Lunch**	
Blood Sugar:		
Insulin Dose:		
2 hr Blood Sugar:		
		Total:
Time:	**Snack**	
Blood Sugar:		
Insulin Dose:		
Time:	**Dinner**	
Blood Sugar:		
Insulin Dose:		
2 hr Blood Sugar:		
		Total:
Time:	**Snack**	
Blood Sugar:		
Insulin Dose:		
		Total:

Midnight Blood Sugar:
2:00 am Blood Sugar

Notes - Exercise/ illness / Stress / Other:

_____

_____

_____

Daily Log

Date: _____

	Food / Drink And Amount	Carbs (g)
Time:	**Breakfast**	
Blood Sugar:		
Insulin Dose:		
2 hr Blood Sugar:		
		Total:
Time:	**Snack**	
Blood Sugar:		
Insulin Dose:		
		Total:
Time:	**Lunch**	
Blood Sugar:		
Insulin Dose:		
2 hr Blood Sugar:		
		Total:
Time:	**Snack**	
Blood Sugar:		
Insulin Dose:		
Time:	**Dinner**	
Blood Sugar:		
Insulin Dose:		
2 hr Blood Sugar:		
		Total:
Time:	**Snack**	
Blood Sugar:		
Insulin Dose:		
		Total:

Midnight Blood Sugar:

2:00 am Blood Sugar

Notes - Exercise/ illness / Stress / Other:

_____

_____

_____

Daily Log

Date: _____

	Food / Drink And Amount	Carbs (g)
Time:	**Breakfast**	
Blood Sugar:		
Insulin Dose:		
2 hr Blood Sugar:		
		Total:
Time:	**Snack**	
Blood Sugar:		
Insulin Dose:		
		Total:
Time:	**Lunch**	
Blood Sugar:		
Insulin Dose:		
2 hr Blood Sugar:		
		Total:
Time:	**Snack**	
Blood Sugar:		
Insulin Dose:		
Time:	**Dinner**	
Blood Sugar:		
Insulin Dose:		
2 hr Blood Sugar:		
		Total:
Time:	**Snack**	
Blood Sugar:		
Insulin Dose:		
		Total:

| **Midnight Blood Sugar:** |
| **2:00 am Blood Sugar** |

Notes - Exercise/ illness / Stress / Other:

_____
_____
_____

Daily Log

Date: _____

	Food / Drink And Amount	Carbs (g)
Time:	**Breakfast**	
Blood Sugar:		
Insulin Dose:		
2 hr Blood Sugar:		
		Total:
Time:	**Snack**	
Blood Sugar:		
Insulin Dose:		
		Total:
Time:	**Lunch**	
Blood Sugar:		
Insulin Dose:		
2 hr Blood Sugar:		
		Total:
Time:	**Snack**	
Blood Sugar:		
Insulin Dose:		
Time:	**Dinner**	
Blood Sugar:		
Insulin Dose:		
2 hr Blood Sugar:		
		Total:
Time:	**Snack**	
Blood Sugar:		
Insulin Dose:		
		Total:

Midnight Blood Sugar:

2:00 am Blood Sugar

Notes - Exercise/ illness / Stress / Other:

_____

_____

_____

Daily Log

Date: _____

	Food / Drink And Amount	Carbs (g)
Time:	**Breakfast**	
Blood Sugar:		
Insulin Dose:		
2 hr Blood Sugar:		
		Total:
Time:	**Snack**	
Blood Sugar:		
Insulin Dose:		
		Total:
Time:	**Lunch**	
Blood Sugar:		
Insulin Dose:		
2 hr Blood Sugar:		
		Total:
Time:	**Snack**	
Blood Sugar:		
Insulin Dose:		
Time:	**Dinner**	
Blood Sugar:		
Insulin Dose:		
2 hr Blood Sugar:		
		Total:
Time:	**Snack**	
Blood Sugar:		
Insulin Dose:		
		Total:

Midnight Blood Sugar:
2:00 am Blood Sugar

Notes - Exercise/ illness / Stress / Other:

_____
_____
_____

Daily Log

Date: _____

	Food / Drink And Amount	Carbs (g)
Time:	**Breakfast**	
Blood Sugar:		
Insulin Dose:		
2 hr Blood Sugar:		
		Total:
Time:	**Snack**	
Blood Sugar:		
Insulin Dose:		
		Total:
Time:	**Lunch**	
Blood Sugar:		
Insulin Dose:		
2 hr Blood Sugar:		
		Total:
Time:	**Snack**	
Blood Sugar:		
Insulin Dose:		
Time:	**Dinner**	
Blood Sugar:		
Insulin Dose:		
2 hr Blood Sugar:		
		Total:
Time:	**Snack**	
Blood Sugar:		
Insulin Dose:		
		Total:

| **Midnight Blood Sugar:** |
| **2:00 am Blood Sugar** |

Notes - Exercise/ illness / Stress / Other:

_____

_____

Daily Log

Date: _____

	Food / Drink And Amount	Carbs (g)
Time:	**Breakfast**	
Blood Sugar:		
Insulin Dose:		
2 hr Blood Sugar:		
		Total:
Time:	**Snack**	
Blood Sugar:		
Insulin Dose:		
		Total:
Time:	**Lunch**	
Blood Sugar:		
Insulin Dose:		
2 hr Blood Sugar:		
		Total:
Time:	**Snack**	
Blood Sugar:		
Insulin Dose:		
Time:	**Dinner**	
Blood Sugar:		
Insulin Dose:		
2 hr Blood Sugar:		
		Total:
Time:	**Snack**	
Blood Sugar:		
Insulin Dose:		
		Total:

Midnight Blood Sugar:
2:00 am Blood Sugar

Notes - Exercise/ illness / Stress / Other:

_____

_____

_____

Daily Log

Date: _____

	Food / Drink And Amount	Carbs (g)
Time:	**Breakfast**	
Blood Sugar:		
Insulin Dose:		
2 hr Blood Sugar:		
		Total:
Time:	**Snack**	
Blood Sugar:		
Insulin Dose:		
		Total:
Time:	**Lunch**	
Blood Sugar:		
Insulin Dose:		
2 hr Blood Sugar:		
		Total:
Time:	**Snack**	
Blood Sugar:		
Insulin Dose:		
Time:	**Dinner**	
Blood Sugar:		
Insulin Dose:		
2 hr Blood Sugar:		
		Total:
Time:	**Snack**	
Blood Sugar:		
Insulin Dose:		
		Total:

Midnight Blood Sugar:
2:00 am Blood Sugar

Notes - Exercise/ illness / Stress / Other:

_____

_____

_____

Daily Log

Date: _____

	Food / Drink And Amount	Carbs (g)
Time:	**Breakfast**	
Blood Sugar:		
Insulin Dose:		
2 hr Blood Sugar:		
		Total:
Time:	**Snack**	
Blood Sugar:		
Insulin Dose:		
		Total:
Time:	**Lunch**	
Blood Sugar:		
Insulin Dose:		
2 hr Blood Sugar:		
		Total:
Time:	**Snack**	
Blood Sugar:		
Insulin Dose:		
Time:	**Dinner**	
Blood Sugar:		
Insulin Dose:		
2 hr Blood Sugar:		
		Total:
Time:	**Snack**	
Blood Sugar:		
Insulin Dose:		
		Total:

Midnight Blood Sugar:
2:00 am Blood Sugar

Notes - Exercise/ illness / Stress / Other:

_____

_____

Daily Log

Date: _____

Time:	Food / Drink And Amount	Carbs (g)
	Breakfast	
Blood Sugar:		
Insulin Dose:		
2 hr Blood Sugar:		
		Total:
Time:	**Snack**	
Blood Sugar:		
Insulin Dose:		
		Total:
Time:	**Lunch**	
Blood Sugar:		
Insulin Dose:		
2 hr Blood Sugar:		
		Total:
Time:	**Snack**	
Blood Sugar:		
Insulin Dose:		
Time:	**Dinner**	
Blood Sugar:		
Insulin Dose:		
2 hr Blood Sugar:		
		Total:
Time:	**Snack**	
Blood Sugar:		
Insulin Dose:		
		Total:

Midnight Blood Sugar:
2:00 am Blood Sugar

Notes - Exercise/ illness / Stress / Other:

_____

_____

_____

Daily Log

Date: _____

	Food / Drink And Amount	Carbs (g)
Time:	Breakfast	
Blood Sugar:		
Insulin Dose:		
2 hr Blood Sugar:		
		Total:
Time:	Snack	
Blood Sugar:		
Insulin Dose:		
		Total:
Time:	Lunch	
Blood Sugar:		
Insulin Dose:		
2 hr Blood Sugar:		
		Total:
Time:	Snack	
Blood Sugar:		
Insulin Dose:		
Time:	Dinner	
Blood Sugar:		
Insulin Dose:		
2 hr Blood Sugar:		
		Total:
Time:	Snack	
Blood Sugar:		
Insulin Dose:		
		Total:

Midnight Blood Sugar:
2:00 am Blood Sugar

Notes - Exercise/ illness / Stress / Other:

_____

_____

Daily Log

Date: _____

	Food / Drink And Amount	Carbs (g)
Time:	**Breakfast**	
Blood Sugar:		
Insulin Dose:		
2 hr Blood Sugar:		
		Total:
Time:	**Snack**	
Blood Sugar:		
Insulin Dose:		
		Total:
Time:	**Lunch**	
Blood Sugar:		
Insulin Dose:		
2 hr Blood Sugar:		
		Total:
Time:	**Snack**	
Blood Sugar:		
Insulin Dose:		
Time:	**Dinner**	
Blood Sugar:		
Insulin Dose:		
2 hr Blood Sugar:		
		Total:
Time:	**Snack**	
Blood Sugar:		
Insulin Dose:		
		Total:

Midnight Blood Sugar:
2:00 am Blood Sugar

Notes - Exercise/ illness / Stress / Other:

_____

_____

_____

Daily Log

Date: _____

Time:	Food / Drink And Amount	Carbs (g)
	Breakfast	
Blood Sugar:		
Insulin Dose:		
2 hr Blood Sugar:		
		Total:
Time:	**Snack**	
Blood Sugar:		
Insulin Dose:		
		Total:
Time:	**Lunch**	
Blood Sugar:		
Insulin Dose:		
2 hr Blood Sugar:		
		Total:
Time:	**Snack**	
Blood Sugar:		
Insulin Dose:		
Time:	**Dinner**	
Blood Sugar:		
Insulin Dose:		
2 hr Blood Sugar:		
		Total:
Time:	**Snack**	
Blood Sugar:		
Insulin Dose:		
		Total:

Midnight Blood Sugar:	
2:00 am Blood Sugar	

Notes - Exercise/ illness / Stress / Other:

_____

_____

_____

Daily Log

Date: _____

	Food / Drink And Amount	Carbs (g)
Time:	**Breakfast**	
Blood Sugar:		
Insulin Dose:		
2 hr Blood Sugar:		
		Total:
Time:	**Snack**	
Blood Sugar:		
Insulin Dose:		
		Total:
Time:	**Lunch**	
Blood Sugar:		
Insulin Dose:		
2 hr Blood Sugar:		
		Total:
Time:	**Snack**	
Blood Sugar:		
Insulin Dose:		
Time:	**Dinner**	
Blood Sugar:		
Insulin Dose:		
2 hr Blood Sugar:		
		Total:
Time:	**Snack**	
Blood Sugar:		
Insulin Dose:		
		Total:

Midnight Blood Sugar:
2:00 am Blood Sugar

Notes - Exercise/ illness / Stress / Other:

_____

_____

_____

Daily Log

Date: _____

	Food / Drink And Amount	Carbs (g)
Time:	**Breakfast**	
Blood Sugar:		
Insulin Dose:		
2 hr Blood Sugar:		
		Total:
Time:	**Snack**	
Blood Sugar:		
Insulin Dose:		
		Total:
Time:	**Lunch**	
Blood Sugar:		
Insulin Dose:		
2 hr Blood Sugar:		
		Total:
Time:	**Snack**	
Blood Sugar:		
Insulin Dose:		
Time:	**Dinner**	
Blood Sugar:		
Insulin Dose:		
2 hr Blood Sugar:		
		Total:
Time:	**Snack**	
Blood Sugar:		
Insulin Dose:		
		Total:

Midnight Blood Sugar:
2:00 am Blood Sugar

Notes - Exercise/ illness / Stress / Other:
_____
_____
_____

Daily Log

Date: _____

	Food / Drink And Amount	Carbs (g)
Time:	**Breakfast**	
Blood Sugar:		
Insulin Dose:		
2 hr Blood Sugar:		
		Total:
Time:	**Snack**	
Blood Sugar:		
Insulin Dose:		
		Total:
Time:	**Lunch**	
Blood Sugar:		
Insulin Dose:		
2 hr Blood Sugar:		
		Total:
Time:	**Snack**	
Blood Sugar:		
Insulin Dose:		
Time:	**Dinner**	
Blood Sugar:		
Insulin Dose:		
2 hr Blood Sugar:		
		Total:
Time:	**Snack**	
Blood Sugar:		
Insulin Dose:		
		Total:

Midnight Blood Sugar:
2:00 am Blood Sugar

Notes - Exercise/ illness / Stress / Other:

_____

_____

_____

Daily Log

Date: _____

	Food / Drink And Amount	Carbs (g)
Time:	**Breakfast**	
Blood Sugar:		
Insulin Dose:		
2 hr Blood Sugar:		
		Total:
Time:	**Snack**	
Blood Sugar:		
Insulin Dose:		
		Total:
Time:	**Lunch**	
Blood Sugar:		
Insulin Dose:		
2 hr Blood Sugar:		
		Total:
Time:	**Snack**	
Blood Sugar:		
Insulin Dose:		
Time:	**Dinner**	
Blood Sugar:		
Insulin Dose:		
2 hr Blood Sugar:		
		Total:
Time:	**Snack**	
Blood Sugar:		
Insulin Dose:		
		Total:

Midnight Blood Sugar:
2:00 am Blood Sugar

Notes - Exercise/ illness / Stress / Other:

_____
_____
_____

Daily Log

Date: _____

	Food / Drink And Amount	Carbs (g)
Time:	**Breakfast**	
Blood Sugar:		
Insulin Dose:		
2 hr Blood Sugar:		
		Total:
Time:	**Snack**	
Blood Sugar:		
Insulin Dose:		
		Total:
Time:	**Lunch**	
Blood Sugar:		
Insulin Dose:		
2 hr Blood Sugar:		
		Total:
Time:	**Snack**	
Blood Sugar:		
Insulin Dose:		
Time:	**Dinner**	
Blood Sugar:		
Insulin Dose:		
2 hr Blood Sugar:		
		Total:
Time:	**Snack**	
Blood Sugar:		
Insulin Dose:		
		Total:

Midnight Blood Sugar:
2:00 am Blood Sugar

Notes - Exercise/ Illness / Stress / Other:

_____

_____

_____

Daily Log

Date: _____

	Food / Drink And Amount	Carbs (g)
Time:	**Breakfast**	
Blood Sugar:		
Insulin Dose:		
2 hr Blood Sugar:		
		Total:
Time:	**Snack**	
Blood Sugar:		
Insulin Dose:		
		Total:
Time:	**Lunch**	
Blood Sugar:		
Insulin Dose:		
2 hr Blood Sugar:		
		Total:
Time:	**Snack**	
Blood Sugar:		
Insulin Dose:		
Time:	**Dinner**	
Blood Sugar:		
Insulin Dose:		
2 hr Blood Sugar:		
		Total:
Time:	**Snack**	
Blood Sugar:		
Insulin Dose:		
		Total:

Midnight Blood Sugar:
2:00 am Blood Sugar

Notes - Exercise/ illness / Stress / Other:

_____

_____

Daily Log

Date: _____

	Food / Drink And Amount	Carbs (g)
Time:	**Breakfast**	
Blood Sugar:		
Insulin Dose:		
2 hr Blood Sugar:		
		Total:
Time:	**Snack**	
Blood Sugar:		
Insulin Dose:		
		Total:
Time:	**Lunch**	
Blood Sugar:		
Insulin Dose:		
2 hr Blood Sugar:		
		Total:
Time:	**Snack**	
Blood Sugar:		
Insulin Dose:		
Time:	**Dinner**	
Blood Sugar:		
Insulin Dose:		
2 hr Blood Sugar:		
		Total:
Time:	**Snack**	
Blood Sugar:		
Insulin Dose:		
		Total:

| **Midnight Blood Sugar:** |
| **2:00 am Blood Sugar** |

Notes - Exercise/ illness / Stress / Other:

_____

_____

_____

Daily Log

Date: _____

	Food / Drink And Amount	Carbs (g)
Time:	**Breakfast**	
Blood Sugar:		
Insulin Dose:		
2 hr Blood Sugar:		
		Total:
Time:	**Snack**	
Blood Sugar:		
Insulin Dose:		
		Total:
Time:	**Lunch**	
Blood Sugar:		
Insulin Dose:		
2 hr Blood Sugar:		
		Total:
Time:	**Snack**	
Blood Sugar:		
Insulin Dose:		
Time:	**Dinner**	
Blood Sugar:		
Insulin Dose:		
2 hr Blood Sugar:		
		Total:
Time:	**Snack**	
Blood Sugar:		
Insulin Dose:		
		Total:

| **Midnight Blood Sugar:** |
| **2:00 am Blood Sugar** |

Notes - Exercise/ illness / Stress / Other:

_____

_____

_____

Daily Log

Date: _____

	Food / Drink And Amount	Carbs (g)
Time:	**Breakfast**	
Blood Sugar:		
Insulin Dose:		
2 hr Blood Sugar:		
		Total:
Time:	**Snack**	
Blood Sugar:		
Insulin Dose:		
		Total:
Time:	**Lunch**	
Blood Sugar:		
Insulin Dose:		
2 hr Blood Sugar:		
		Total:
Time:	**Snack**	
Blood Sugar:		
Insulin Dose:		
Time:	**Dinner**	
Blood Sugar:		
Insulin Dose:		
2 hr Blood Sugar:		
		Total:
Time:	**Snack**	
Blood Sugar:		
Insulin Dose:		
		Total:

Midnight Blood Sugar:
2:00 am Blood Sugar

Notes - Exercise/ illness / Stress / Other:

_____

_____

_____

Daily Log

Date: _____

	Food / Drink And Amount	Carbs (g)
Time:	Breakfast	
Blood Sugar:		
Insulin Dose:		
2 hr Blood Sugar:		
		Total:
Time:	Snack	
Blood Sugar:		
Insulin Dose:		
		Total:
Time:	Lunch	
Blood Sugar:		
Insulin Dose:		
2 hr Blood Sugar:		
		Total:
Time:	Snack	
Blood Sugar:		
Insulin Dose:		
Time:	Dinner	
Blood Sugar:		
Insulin Dose:		
2 hr Blood Sugar:		
		Total:
Time:	Snack	
Blood Sugar:		
Insulin Dose:		
		Total:

Midnight Blood Sugar:
2:00 am Blood Sugar

Notes - Exercise/ illness / Stress / Other:
_____
_____
_____

Daily Log

Date: _____

	Food / Drink And Amount	Carbs (g)
Time:	**Breakfast**	
Blood Sugar:		
Insulin Dose:		
2 hr Blood Sugar:		
		Total:
Time:	**Snack**	
Blood Sugar:		
Insulin Dose:		
		Total:
Time:	**Lunch**	
Blood Sugar:		
Insulin Dose:		
2 hr Blood Sugar:		
		Total:
Time:	**Snack**	
Blood Sugar:		
Insulin Dose:		
Time:	**Dinner**	
Blood Sugar:		
Insulin Dose:		
2 hr Blood Sugar:		
		Total:
Time:	**Snack**	
Blood Sugar:		
Insulin Dose:		
		Total:

Midnight Blood Sugar:
2:00 am Blood Sugar

Notes - Exercise/ illness / Stress / Other:

_____
_____
_____

Daily Log

Date: _____

	Food / Drink And Amount	Carbs (g)
Time:	**Breakfast**	
Blood Sugar:		
Insulin Dose:		
2 hr Blood Sugar:		
		Total:
Time:	**Snack**	
Blood Sugar:		
Insulin Dose:		
		Total:
Time:	**Lunch**	
Blood Sugar:		
Insulin Dose:		
2 hr Blood Sugar:		
		Total:
Time:	**Snack**	
Blood Sugar:		
Insulin Dose:		
Time:	**Dinner**	
Blood Sugar:		
Insulin Dose:		
2 hr Blood Sugar:		
		Total:
Time:	**Snack**	
Blood Sugar:		
Insulin Dose:		
		Total:

Midnight Blood Sugar:
2:00 am Blood Sugar

Notes - Exercise/ illness / Stress / Other:

_____

_____

_____

Daily Log

Date: _____

	Food / Drink And Amount	Carbs (g)
Time:	**Breakfast**	
Blood Sugar:		
Insulin Dose:		
2 hr Blood Sugar:		
		Total:
Time:	**Snack**	
Blood Sugar:		
Insulin Dose:		
		Total:
Time:	**Lunch**	
Blood Sugar:		
Insulin Dose:		
2 hr Blood Sugar:		
		Total:
Time:	**Snack**	
Blood Sugar:		
Insulin Dose:		
Time:	**Dinner**	
Blood Sugar:		
Insulin Dose:		
2 hr Blood Sugar:		
		Total:
Time:	**Snack**	
Blood Sugar:		
Insulin Dose:		
		Total:

Midnight Blood Sugar:
2:00 am Blood Sugar

Notes - Exercise/ illness / Stress / Other:

_____

_____

_____

Daily Log

Date: _____

Time:	Food / Drink And Amount	Carbs (g)
	Breakfast	
Blood Sugar:		
Insulin Dose:		
2 hr Blood Sugar:		
		Total:
Time:	**Snack**	
Blood Sugar:		
Insulin Dose:		
		Total:
Time:	**Lunch**	
Blood Sugar:		
Insulin Dose:		
2 hr Blood Sugar:		
		Total:
Time:	**Snack**	
Blood Sugar:		
Insulin Dose:		
Time:	**Dinner**	
Blood Sugar:		
Insulin Dose:		
2 hr Blood Sugar:		
		Total:
Time:	**Snack**	
Blood Sugar:		
Insulin Dose:		
		Total:

Midnight Blood Sugar:
2:00 am Blood Sugar

Notes - Exercise/ illness / Stress / Other:

_____

_____

_____

Daily Log

Date: _____

	Food / Drink And Amount	Carbs (g)
Time:	**Breakfast**	
Blood Sugar:		
Insulin Dose:		
2 hr Blood Sugar:		
		Total:
Time:	**Snack**	
Blood Sugar:		
Insulin Dose:		
		Total:
Time:	**Lunch**	
Blood Sugar:		
Insulin Dose:		
2 hr Blood Sugar:		
		Total:
Time:	**Snack**	
Blood Sugar:		
Insulin Dose:		
Time:	**Dinner**	
Blood Sugar:		
Insulin Dose:		
2 hr Blood Sugar:		
		Total:
Time:	**Snack**	
Blood Sugar:		
Insulin Dose:		
		Total:

| **Midnight Blood Sugar:** |
| **2:00 am Blood Sugar** |

Notes - Exercise/ illness / Stress / Other:

_____

_____

_____

Daily Log

Date: _____

	Food / Drink And Amount	Carbs (g)
Time:	Breakfast	
Blood Sugar:		
Insulin Dose:		
2 hr Blood Sugar:		
		Total:
Time:	Snack	
Blood Sugar:		
Insulin Dose:		
		Total:
Time:	Lunch	
Blood Sugar:		
Insulin Dose:		
2 hr Blood Sugar:		
		Total:
Time:	Snack	
Blood Sugar:		
Insulin Dose:		
Time:	Dinner	
Blood Sugar:		
Insulin Dose:		
2 hr Blood Sugar:		
		Total:
Time:	Snack	
Blood Sugar:		
Insulin Dose:		
		Total:

Midnight Blood Sugar:
2:00 am Blood Sugar

Notes - Exercise/ illness / Stress / Other:

_____

_____

Daily Log

Date: _____

	Food / Drink And Amount	Carbs (g)
Time:	**Breakfast**	
Blood Sugar:		
Insulin Dose:		
2 hr Blood Sugar:		
		Total:
Time:	**Snack**	
Blood Sugar:		
Insulin Dose:		
		Total:
Time:	**Lunch**	
Blood Sugar:		
Insulin Dose:		
2 hr Blood Sugar:		
		Total:
Time:	**Snack**	
Blood Sugar:		
Insulin Dose:		
Time:	**Dinner**	
Blood Sugar:		
Insulin Dose:		
2 hr Blood Sugar:		
		Total:
Time:	**Snack**	
Blood Sugar:		
Insulin Dose:		
		Total:

Midnight Blood Sugar:
2:00 am Blood Sugar

Notes - Exercise/ illness / Stress / Other:

_____

_____

_____

Daily Log

Date: _____

	Food / Drink And Amount	Carbs (g)
Time:	Breakfast	
Blood Sugar:		
Insulin Dose:		
2 hr Blood Sugar:		
		Total:
Time:	Snack	
Blood Sugar:		
Insulin Dose:		
		Total:
Time:	Lunch	
Blood Sugar:		
Insulin Dose:		
2 hr Blood Sugar:		
		Total:
Time:	Snack	
Blood Sugar:		
Insulin Dose:		
Time:	Dinner	
Blood Sugar:		
Insulin Dose:		
2 hr Blood Sugar:		
		Total:
Time:	Snack	
Blood Sugar:		
Insulin Dose:		
		Total:

| **Midnight Blood Sugar:** |
| **2:00 am Blood Sugar** |

Notes - Exercise/ illness / Stress / Other:

_____

_____

_____

Daily Log

Date: _____

	Food / Drink And Amount	Carbs (g)
Time:	**Breakfast**	
Blood Sugar:		
Insulin Dose:		
2 hr Blood Sugar:		
		Total:
Time:	**Snack**	
Blood Sugar:		
Insulin Dose:		
		Total:
Time:	**Lunch**	
Blood Sugar:		
Insulin Dose:		
2 hr Blood Sugar:		
		Total:
Time:	**Snack**	
Blood Sugar:		
Insulin Dose:		
Time:	**Dinner**	
Blood Sugar:		
Insulin Dose:		
2 hr Blood Sugar:		
		Total:
Time:	**Snack**	
Blood Sugar:		
Insulin Dose:		
		Total:

Midnight Blood Sugar:
2:00 am Blood Sugar

Notes - Exercise/ illness / Stress / Other:

_____

_____

_____

Daily Log

Date: _____

	Food / Drink And Amount	Carbs (g)
Time:	**Breakfast**	
Blood Sugar:		
Insulin Dose:		
2 hr Blood Sugar:		
		Total:
Time:	**Snack**	
Blood Sugar:		
Insulin Dose:		
		Total:
Time:	**Lunch**	
Blood Sugar:		
Insulin Dose:		
2 hr Blood Sugar:		
		Total:
Time:	**Snack**	
Blood Sugar:		
Insulin Dose:		
Time:	**Dinner**	
Blood Sugar:		
Insulin Dose:		
2 hr Blood Sugar:		
		Total:
Time:	**Snack**	
Blood Sugar:		
Insulin Dose:		
		Total:

Midnight Blood Sugar:
2:00 am Blood Sugar

Notes - Exercise/ illness / Stress / Other:
_____
_____
_____

Daily Log

Date: _____

	Food / Drink And Amount	Carbs (g)
Time:	**Breakfast**	
Blood Sugar:		
Insulin Dose:		
2 hr Blood Sugar:		
		Total:
Time:	**Snack**	
Blood Sugar:		
Insulin Dose:		
		Total:
Time:	**Lunch**	
Blood Sugar:		
Insulin Dose:		
2 hr Blood Sugar:		
		Total:
Time:	**Snack**	
Blood Sugar:		
Insulin Dose:		
Time:	**Dinner**	
Blood Sugar:		
Insulin Dose:		
2 hr Blood Sugar:		
		Total:
Time:	**Snack**	
Blood Sugar:		
Insulin Dose:		
		Total:

Midnight Blood Sugar:
2:00 am Blood Sugar

Notes - Exercise/ illness / Stress / Other:

_____

_____

_____

Daily Log

Date: _____

	Food / Drink And Amount	Carbs (g)
Time:	**Breakfast**	
Blood Sugar:		
Insulin Dose:		
2 hr Blood Sugar:		
		Total:
Time:	**Snack**	
Blood Sugar:		
Insulin Dose:		
		Total:
Time:	**Lunch**	
Blood Sugar:		
Insulin Dose:		
2 hr Blood Sugar:		
		Total:
Time:	**Snack**	
Blood Sugar:		
Insulin Dose:		
Time:	**Dinner**	
Blood Sugar:		
Insulin Dose:		
2 hr Blood Sugar:		
		Total:
Time:	**Snack**	
Blood Sugar:		
Insulin Dose:		
		Total:

| **Midnight Blood Sugar:** |
| **2:00 am Blood Sugar** |

Notes - Exercise/ illness / Stress / Other:

_____

_____

Daily Log

Date: _____

	Food / Drink And Amount	Carbs (g)
Time:	**Breakfast**	
Blood Sugar:		
Insulin Dose:		
2 hr Blood Sugar:		
		Total:
Time:	**Snack**	
Blood Sugar:		
Insulin Dose:		
		Total:
Time:	**Lunch**	
Blood Sugar:		
Insulin Dose:		
2 hr Blood Sugar:		
		Total:
Time:	**Snack**	
Blood Sugar:		
Insulin Dose:		
Time:	**Dinner**	
Blood Sugar:		
Insulin Dose:		
2 hr Blood Sugar:		
		Total:
Time:	**Snack**	
Blood Sugar:		
Insulin Dose:		
		Total:

Midnight Blood Sugar:
2:00 am Blood Sugar

Notes - Exercise/ illness / Stress / Other:

_____

_____

_____

Daily Log

Date: _____

	Food / Drink And Amount	Carbs (g)
Time:	**Breakfast**	
Blood Sugar:		
Insulin Dose:		
2 hr Blood Sugar:		
		Total:
Time:	**Snack**	
Blood Sugar:		
Insulin Dose:		
		Total:
Time:	**Lunch**	
Blood Sugar:		
Insulin Dose:		
2 hr Blood Sugar:		
		Total:
Time:	**Snack**	
Blood Sugar:		
Insulin Dose:		
Time:	**Dinner**	
Blood Sugar:		
Insulin Dose:		
2 hr Blood Sugar:		
		Total:
Time:	**Snack**	
Blood Sugar:		
Insulin Dose:		
		Total:

Midnight Blood Sugar:
2:00 am Blood Sugar

Notes - Exercise/ illness / Stress / Other:

_____

_____

Daily Log

Date: _____

	Food / Drink And Amount	Carbs (g)
Time:	**Breakfast**	
Blood Sugar:		
Insulin Dose:		
2 hr Blood Sugar:		
		Total:
Time:	**Snack**	
Blood Sugar:		
Insulin Dose:		
		Total:
Time:	**Lunch**	
Blood Sugar:		
Insulin Dose:		
2 hr Blood Sugar:		
		Total:
Time:	**Snack**	
Blood Sugar:		
Insulin Dose:		
Time:	**Dinner**	
Blood Sugar:		
Insulin Dose:		
2 hr Blood Sugar:		
		Total:
Time:	**Snack**	
Blood Sugar:		
Insulin Dose:		
		Total:

Midnight Blood Sugar:
2:00 am Blood Sugar

Notes - Exercise/ illness / Stress / Other:

_____

_____

_____

Daily Log

Date: _____

	Food / Drink And Amount	Carbs (g)
Time:	**Breakfast**	
Blood Sugar:		
Insulin Dose:		
2 hr Blood Sugar:		
		Total:
Time:	**Snack**	
Blood Sugar:		
Insulin Dose:		
		Total:
Time:	**Lunch**	
Blood Sugar:		
Insulin Dose:		
2 hr Blood Sugar:		
		Total:
Time:	**Snack**	
Blood Sugar:		
Insulin Dose:		
Time:	**Dinner**	
Blood Sugar:		
Insulin Dose:		
2 hr Blood Sugar:		
		Total:
Time:	**Snack**	
Blood Sugar:		
Insulin Dose:		
		Total:

Midnight Blood Sugar:
2:00 am Blood Sugar

Notes - Exercise/ illness / Stress / Other:

_____

_____

_____

Daily Log

Date: _____

	Food / Drink And Amount	Carbs (g)
Time:	**Breakfast**	
Blood Sugar:		
Insulin Dose:		
2 hr Blood Sugar:		
		Total:
Time:	**Snack**	
Blood Sugar:		
Insulin Dose:		
		Total:
Time:	**Lunch**	
Blood Sugar:		
Insulin Dose:		
2 hr Blood Sugar:		
		Total:
Time:	**Snack**	
Blood Sugar:		
Insulin Dose:		
Time:	**Dinner**	
Blood Sugar:		
Insulin Dose:		
2 hr Blood Sugar:		
		Total:
Time:	**Snack**	
Blood Sugar:		
Insulin Dose:		
		Total:

Midnight Blood Sugar:
2:00 am Blood Sugar

Notes - Exercise/ illness / Stress / Other:

_____

_____

_____

Daily Log

Date: _____

	Food / Drink And Amount	Carbs (g)
Time:	**Breakfast**	
Blood Sugar:		
Insulin Dose:		
2 hr Blood Sugar:		
		Total:
Time:	**Snack**	
Blood Sugar:		
Insulin Dose:		
		Total:
Time:	**Lunch**	
Blood Sugar:		
Insulin Dose:		
2 hr Blood Sugar:		
		Total:
Time:	**Snack**	
Blood Sugar:		
Insulin Dose:		
Time:	**Dinner**	
Blood Sugar:		
Insulin Dose:		
2 hr Blood Sugar:		
		Total:
Time:	**Snack**	
Blood Sugar:		
Insulin Dose:		
		Total:

Midnight Blood Sugar:
2:00 am Blood Sugar

Notes - Exercise/ illness / Stress / Other:

_____

_____

_____

Daily Log

Date: _____

	Food / Drink And Amount	Carbs (g)
Time:	**Breakfast**	
Blood Sugar:		
Insulin Dose:		
2 hr Blood Sugar:		
		Total:
Time:	**Snack**	
Blood Sugar:		
Insulin Dose:		
		Total:
Time:	**Lunch**	
Blood Sugar:		
Insulin Dose:		
2 hr Blood Sugar:		
		Total:
Time:	**Snack**	
Blood Sugar:		
Insulin Dose:		
Time:	**Dinner**	
Blood Sugar:		
Insulin Dose:		
2 hr Blood Sugar:		
		Total:
Time:	**Snack**	
Blood Sugar:		
Insulin Dose:		
		Total:

Midnight Blood Sugar:
2:00 am Blood Sugar

Notes - Exercise/ illness / Stress / Other:

_____
_____
_____

Daily Log

Date: _____

	Food / Drink And Amount	Carbs (g)
Time:	**Breakfast**	
Blood Sugar:		
Insulin Dose:		
2 hr Blood Sugar:		
		Total:
Time:	**Snack**	
Blood Sugar:		
Insulin Dose:		
		Total:
Time:	**Lunch**	
Blood Sugar:		
Insulin Dose:		
2 hr Blood Sugar:		
		Total:
Time:	**Snack**	
Blood Sugar:		
Insulin Dose:		
Time:	**Dinner**	
Blood Sugar:		
Insulin Dose:		
2 hr Blood Sugar:		
		Total:
Time:	**Snack**	
Blood Sugar:		
Insulin Dose:		
		Total:

Midnight Blood Sugar:
2:00 am Blood Sugar

Notes - Exercise/ illness / Stress / Other:

_____

_____

Daily Log

Date: _____

	Food / Drink And Amount	Carbs (g)
Time:	**Breakfast**	
Blood Sugar:		
Insulin Dose:		
2 hr Blood Sugar:		
		Total:
Time:	**Snack**	
Blood Sugar:		
Insulin Dose:		
		Total:
Time:	**Lunch**	
Blood Sugar:		
Insulin Dose:		
2 hr Blood Sugar:		
		Total:
Time:	**Snack**	
Blood Sugar:		
Insulin Dose:		
Time:	**Dinner**	
Blood Sugar:		
Insulin Dose:		
2 hr Blood Sugar:		
		Total:
Time:	**Snack**	
Blood Sugar:		
Insulin Dose:		
		Total:

Midnight Blood Sugar:
2:00 am Blood Sugar

Notes - Exercise/ illness / Stress / Other:

_____

_____

_____

Daily Log

Date: _____

	Food / Drink And Amount	Carbs (g)
Time:	**Breakfast**	
Blood Sugar:		
Insulin Dose:		
2 hr Blood Sugar:		
		Total:
Time:	**Snack**	
Blood Sugar:		
Insulin Dose:		
		Total:
Time:	**Lunch**	
Blood Sugar:		
Insulin Dose:		
2 hr Blood Sugar:		
		Total:
Time:	**Snack**	
Blood Sugar:		
Insulin Dose:		
Time:	**Dinner**	
Blood Sugar:		
Insulin Dose:		
2 hr Blood Sugar:		
		Total:
Time:	**Snack**	
Blood Sugar:		
Insulin Dose:		
		Total:

Midnight Blood Sugar:
2:00 am Blood Sugar

Notes - Exercise/ illness / Stress / Other:
_____
_____
_____

Daily Log

Date: _____

Time:	Food / Drink And Amount	Carbs (g)
	Breakfast	
Blood Sugar:		
Insulin Dose:		
2 hr Blood Sugar:		
		Total:
Time:	**Snack**	
Blood Sugar:		
Insulin Dose:		
		Total:
Time:	**Lunch**	
Blood Sugar:		
Insulin Dose:		
2 hr Blood Sugar:		
		Total:
Time:	**Snack**	
Blood Sugar:		
Insulin Dose:		
Time:	**Dinner**	
Blood Sugar:		
Insulin Dose:		
2 hr Blood Sugar:		
		Total:
Time:	**Snack**	
Blood Sugar:		
Insulin Dose:		
		Total:

Midnight Blood Sugar:
2:00 am Blood Sugar

Notes - Exercise/ illness / Stress / Other:

_____

_____

_____

Daily Log

Date: _____

	Food / Drink And Amount	Carbs (g)
Time:	Breakfast	
Blood Sugar:		
Insulin Dose:		
2 hr Blood Sugar:		
		Total:
Time:	Snack	
Blood Sugar:		
Insulin Dose:		
		Total:
Time:	Lunch	
Blood Sugar:		
Insulin Dose:		
2 hr Blood Sugar:		
		Total:
Time:	Snack	
Blood Sugar:		
Insulin Dose:		
Time:	Dinner	
Blood Sugar:		
Insulin Dose:		
2 hr Blood Sugar:		
		Total:
Time:	Snack	
Blood Sugar:		
Insulin Dose:		
		Total:

Midnight Blood Sugar:
2:00 am Blood Sugar

Notes - Exercise/ illness / Stress / Other:
_____
_____

Daily Log

Date: _____

	Food / Drink And Amount	Carbs (g)
Time:	**Breakfast**	
Blood Sugar:		
Insulin Dose:		
2 hr Blood Sugar:		
		Total:
Time:	**Snack**	
Blood Sugar:		
Insulin Dose:		
		Total:
Time:	**Lunch**	
Blood Sugar:		
Insulin Dose:		
2 hr Blood Sugar:		
		Total:
Time:	**Snack**	
Blood Sugar:		
Insulin Dose:		
Time:	**Dinner**	
Blood Sugar:		
Insulin Dose:		
2 hr Blood Sugar:		
		Total:
Time:	**Snack**	
Blood Sugar:		
Insulin Dose:		
		Total:

| Midnight Blood Sugar: |
| **2:00 am Blood Sugar** |

Notes - Exercise/ illness / Stress / Other:

_____

_____

_____

Daily Log

Date: _____

	Food / Drink And Amount	Carbs (g)
Time:	**Breakfast**	
Blood Sugar:		
Insulin Dose:		
2 hr Blood Sugar:		
		Total:
Time:	**Snack**	
Blood Sugar:		
Insulin Dose:		
		Total:
Time:	**Lunch**	
Blood Sugar:		
Insulin Dose:		
2 hr Blood Sugar:		
		Total:
Time:	**Snack**	
Blood Sugar:		
Insulin Dose:		
Time:	**Dinner**	
Blood Sugar:		
Insulin Dose:		
2 hr Blood Sugar:		
		Total:
Time:	**Snack**	
Blood Sugar:		
Insulin Dose:		
		Total:

Midnight Blood Sugar:
2:00 am Blood Sugar
Notes - Exercise/ illness / Stress / Other:

_____

_____

_____

Daily Log

Date: _____

Time:	Food / Drink And Amount	Carbs (g)
	Breakfast	
Blood Sugar:		
Insulin Dose:		
2 hr Blood Sugar:		
		Total:
Time:	**Snack**	
Blood Sugar:		
Insulin Dose:		
		Total:
Time:	**Lunch**	
Blood Sugar:		
Insulin Dose:		
2 hr Blood Sugar:		
		Total:
Time:	**Snack**	
Blood Sugar:		
Insulin Dose:		
Time:	**Dinner**	
Blood Sugar:		
Insulin Dose:		
2 hr Blood Sugar:		
		Total:
Time:	**Snack**	
Blood Sugar:		
Insulin Dose:		
		Total:

Midnight Blood Sugar:
2:00 am Blood Sugar

Notes - Exercise/ illness / Stress / Other:

_____

_____

_____

Daily Log

Date: _____

	Food / Drink And Amount	Carbs (g)
Time:	**Breakfast**	
Blood Sugar:		
Insulin Dose:		
2 hr Blood Sugar:		
		Total:
Time:	**Snack**	
Blood Sugar:		
Insulin Dose:		
		Total:
Time:	**Lunch**	
Blood Sugar:		
Insulin Dose:		
2 hr Blood Sugar:		
		Total:
Time:	**Snack**	
Blood Sugar:		
Insulin Dose:		
Time:	**Dinner**	
Blood Sugar:		
Insulin Dose:		
2 hr Blood Sugar:		
		Total:
Time:	**Snack**	
Blood Sugar:		
Insulin Dose:		
		Total:

Midnight Blood Sugar:
2:00 am Blood Sugar

Notes - Exercise/ illness / Stress / Other:

_____

_____

Daily Log

Date: _____

	Food / Drink And Amount	Carbs (g)
Time:	**Breakfast**	
Blood Sugar:		
Insulin Dose:		
2 hr Blood Sugar:		
		Total:
Time:	**Snack**	
Blood Sugar:		
Insulin Dose:		
		Total:
Time:	**Lunch**	
Blood Sugar:		
Insulin Dose:		
2 hr Blood Sugar:		
		Total:
Time:	**Snack**	
Blood Sugar:		
Insulin Dose:		
Time:	**Dinner**	
Blood Sugar:		
Insulin Dose:		
2 hr Blood Sugar:		
		Total:
Time:	**Snack**	
Blood Sugar:		
Insulin Dose:		
		Total:

Midnight Blood Sugar:	
2:00 am Blood Sugar	

Notes - Exercise/ illness / Stress / Other:

_____

_____

_____

Daily Log

Date: _____

	Food / Drink And Amount	Carbs (g)
Time:	**Breakfast**	
Blood Sugar:		
Insulin Dose:		
2 hr Blood Sugar:		
		Total:
Time:	**Snack**	
Blood Sugar:		
Insulin Dose:		
		Total:
Time:	**Lunch**	
Blood Sugar:		
Insulin Dose:		
2 hr Blood Sugar:		
		Total:
Time:	**Snack**	
Blood Sugar:		
Insulin Dose:		
Time:	**Dinner**	
Blood Sugar:		
Insulin Dose:		
2 hr Blood Sugar:		
		Total:
Time:	**Snack**	
Blood Sugar:		
Insulin Dose:		
		Total:

Midnight Blood Sugar:
2:00 am Blood Sugar

Notes - Exercise/ illness / Stress / Other:

_____

_____

_____

Daily Log

Date: _____

	Food / Drink And Amount	Carbs (g)
Time:	**Breakfast**	
Blood Sugar:		
Insulin Dose:		
2 hr Blood Sugar:		
		Total:
Time:	**Snack**	
Blood Sugar:		
Insulin Dose:		
		Total:
Time:	**Lunch**	
Blood Sugar:		
Insulin Dose:		
2 hr Blood Sugar:		
		Total:
Time:	**Snack**	
Blood Sugar:		
Insulin Dose:		
Time:	**Dinner**	
Blood Sugar:		
Insulin Dose:		
2 hr Blood Sugar:		
		Total:
Time:	**Snack**	
Blood Sugar:		
Insulin Dose:		
		Total:

Midnight Blood Sugar:
2:00 am Blood Sugar

Notes - Exercise/ illness / Stress / Other:

_____

_____

_____

Daily Log

Date: _____

	Food / Drink And Amount	Carbs (g)
Time:	**Breakfast**	
Blood Sugar:		
Insulin Dose:		
2 hr Blood Sugar:		
		Total:
Time:	**Snack**	
Blood Sugar:		
Insulin Dose:		
		Total:
Time:	**Lunch**	
Blood Sugar:		
Insulin Dose:		
2 hr Blood Sugar:		
		Total:
Time:	**Snack**	
Blood Sugar:		
Insulin Dose:		
Time:	**Dinner**	
Blood Sugar:		
Insulin Dose:		
2 hr Blood Sugar:		
		Total:
Time:	**Snack**	
Blood Sugar:		
Insulin Dose:		
		Total:

Midnight Blood Sugar:
2:00 am Blood Sugar

Notes - Exercise/ illness / Stress / Other:
_____
_____
_____

Daily Log

Date: _____

	Food / Drink And Amount	Carbs (g)
Time:	**Breakfast**	
Blood Sugar:		
Insulin Dose:		
2 hr Blood Sugar:		
		Total:
Time:	**Snack**	
Blood Sugar:		
Insulin Dose:		
		Total:
Time:	**Lunch**	
Blood Sugar:		
Insulin Dose:		
2 hr Blood Sugar:		
		Total:
Time:	**Snack**	
Blood Sugar:		
Insulin Dose:		
Time:	**Dinner**	
Blood Sugar:		
Insulin Dose:		
2 hr Blood Sugar:		
		Total:
Time:	**Snack**	
Blood Sugar:		
Insulin Dose:		
		Total:

Midnight Blood Sugar:
2:00 am Blood Sugar

Notes - Exercise/ illness / Stress / Other:

_____

_____

_____

Daily Log

Date: _____

	Food / Drink And Amount	Carbs (g)
Time:	**Breakfast**	
Blood Sugar:		
Insulin Dose:		
2 hr Blood Sugar:		
		Total:
Time:	**Snack**	
Blood Sugar:		
Insulin Dose:		
		Total:
Time:	**Lunch**	
Blood Sugar:		
Insulin Dose:		
2 hr Blood Sugar:		
		Total:
Time:	**Snack**	
Blood Sugar:		
Insulin Dose:		
Time:	**Dinner**	
Blood Sugar:		
Insulin Dose:		
2 hr Blood Sugar:		
		Total:
Time:	**Snack**	
Blood Sugar:		
Insulin Dose:		
		Total:

Midnight Blood Sugar:
2:00 am Blood Sugar

Notes - Exercise/ illness / Stress / Other:
_____
_____
_____

Daily Log

Date: _____

	Food / Drink And Amount	Carbs (g)
Time:	**Breakfast**	
Blood Sugar:		
Insulin Dose:		
2 hr Blood Sugar:		
		Total:
Time:	**Snack**	
Blood Sugar:		
Insulin Dose:		
		Total:
Time:	**Lunch**	
Blood Sugar:		
Insulin Dose:		
2 hr Blood Sugar:		
		Total:
Time:	**Snack**	
Blood Sugar:		
Insulin Dose:		
Time:	**Dinner**	
Blood Sugar:		
Insulin Dose:		
2 hr Blood Sugar:		
		Total:
Time:	**Snack**	
Blood Sugar:		
Insulin Dose:		
		Total:

Midnight Blood Sugar:
2:00 am Blood Sugar

Notes - Exercise/ illness / Stress / Other:

_____

_____

_____

Daily Log

Date: _____

	Food / Drink And Amount	Carbs (g)
Time:	Breakfast	
Blood Sugar:		
Insulin Dose:		
2 hr Blood Sugar:		
		Total:
Time:	Snack	
Blood Sugar:		
Insulin Dose:		
		Total:
Time:	Lunch	
Blood Sugar:		
Insulin Dose:		
2 hr Blood Sugar:		
		Total:
Time:	Snack	
Blood Sugar:		
Insulin Dose:		
Time:	Dinner	
Blood Sugar:		
Insulin Dose:		
2 hr Blood Sugar:		
		Total:
Time:	Snack	
Blood Sugar:		
Insulin Dose:		
		Total:

Midnight Blood Sugar:
2:00 am Blood Sugar

Notes - Exercise/ illness / Stress / Other:

_____

_____

_____

Daily Log

Date: _____

Time:	Food / Drink And Amount	Carbs (g)
	Breakfast	
Blood Sugar:		
Insulin Dose:		
2 hr Blood Sugar:		
		Total:
Time:	**Snack**	
Blood Sugar:		
Insulin Dose:		
		Total:
Time:	**Lunch**	
Blood Sugar:		
Insulin Dose:		
2 hr Blood Sugar:		
		Total:
Time:	**Snack**	
Blood Sugar:		
Insulin Dose:		
Time:	**Dinner**	
Blood Sugar:		
Insulin Dose:		
2 hr Blood Sugar:		
		Total:
Time:	**Snack**	
Blood Sugar:		
Insulin Dose:		
		Total:

Midnight Blood Sugar:
2:00 am Blood Sugar

Notes - Exercise/ illness / Stress / Other:

_____

_____

_____

Daily Log

Date: _____

	Food / Drink And Amount	Carbs (g)
Time:	Breakfast	
Blood Sugar:		
Insulin Dose:		
2 hr Blood Sugar:		
		Total:
Time:	Snack	
Blood Sugar:		
Insulin Dose:		
		Total:
Time:	Lunch	
Blood Sugar:		
Insulin Dose:		
2 hr Blood Sugar:		
		Total:
Time:	Snack	
Blood Sugar:		
Insulin Dose:		
Time:	Dinner	
Blood Sugar:		
Insulin Dose:		
2 hr Blood Sugar:		
		Total:
Time:	Snack	
Blood Sugar:		
Insulin Dose:		
		Total:

Midnight Blood Sugar:
2:00 am Blood Sugar
Notes - Exercise/ illness / Stress / Other:

_____

_____

_____

Daily Log

Date: _____

	Food / Drink And Amount	Carbs (g)
Time:	**Breakfast**	
Blood Sugar:		
Insulin Dose:		
2 hr Blood Sugar:		
		Total:
Time:	**Snack**	
Blood Sugar:		
Insulin Dose:		
		Total:
Time:	**Lunch**	
Blood Sugar:		
Insulin Dose:		
2 hr Blood Sugar:		
		Total:
Time:	**Snack**	
Blood Sugar:		
Insulin Dose:		
Time:	**Dinner**	
Blood Sugar:		
Insulin Dose:		
2 hr Blood Sugar:		
		Total:
Time:	**Snack**	
Blood Sugar:		
Insulin Dose:		
		Total:

Midnight Blood Sugar:
2:00 am Blood Sugar

Notes - Exercise/ illness / Stress / Other:

_____

_____

_____

Daily Log

Date: _____

Time:	Food / Drink And Amount	Carbs (g)
	Breakfast	
Blood Sugar:		
Insulin Dose:		
2 hr Blood Sugar:		
		Total:
Time:	**Snack**	
Blood Sugar:		
Insulin Dose:		
		Total:
Time:	**Lunch**	
Blood Sugar:		
Insulin Dose:		
2 hr Blood Sugar:		
		Total:
Time:	**Snack**	
Blood Sugar:		
Insulin Dose:		
Time:	**Dinner**	
Blood Sugar:		
Insulin Dose:		
2 hr Blood Sugar:		
		Total:
Time:	**Snack**	
Blood Sugar:		
Insulin Dose:		
		Total:

Midnight Blood Sugar:

2:00 am Blood Sugar

Notes - Exercise/ illness / Stress / Other:

_____

_____

Daily Log

Date: _____

	Food / Drink And Amount	Carbs (g)
Time:	**Breakfast**	
Blood Sugar:		
Insulin Dose:		
2 hr Blood Sugar:		
		Total:
Time:	**Snack**	
Blood Sugar:		
Insulin Dose:		
		Total:
Time:	**Lunch**	
Blood Sugar:		
Insulin Dose:		
2 hr Blood Sugar:		
		Total:
Time:	**Snack**	
Blood Sugar:		
Insulin Dose:		
Time:	**Dinner**	
Blood Sugar:		
Insulin Dose:		
2 hr Blood Sugar:		
		Total:
Time:	**Snack**	
Blood Sugar:		
Insulin Dose:		
		Total:

Midnight Blood Sugar:

2:00 am Blood Sugar

Notes - Exercise/ illness / Stress / Other:

_____

_____

_____

Daily Log

Date: _____

Time:	Food / Drink And Amount	Carbs (g)
	Breakfast	
Blood Sugar:		
Insulin Dose:		
2 hr Blood Sugar:		
		Total:
Time:	**Snack**	
Blood Sugar:		
Insulin Dose:		
		Total:
Time:	**Lunch**	
Blood Sugar:		
Insulin Dose:		
2 hr Blood Sugar:		
		Total:
Time:	**Snack**	
Blood Sugar:		
Insulin Dose:		
Time:	**Dinner**	
Blood Sugar:		
Insulin Dose:		
2 hr Blood Sugar:		
		Total:
Time:	**Snack**	
Blood Sugar:		
Insulin Dose:		
		Total:

Midnight Blood Sugar:
2:00 am Blood Sugar

Notes - Exercise/ illness / Stress / Other:

_____

_____

_____

Daily Log

Date: _____

	Food / Drink And Amount	Carbs (g)
Time:	**Breakfast**	
Blood Sugar:		
Insulin Dose:		
2 hr Blood Sugar:		
		Total:
Time:	**Snack**	
Blood Sugar:		
Insulin Dose:		
		Total:
Time:	**Lunch**	
Blood Sugar:		
Insulin Dose:		
2 hr Blood Sugar:		
		Total:
Time:	**Snack**	
Blood Sugar:		
Insulin Dose:		
Time:	**Dinner**	
Blood Sugar:		
Insulin Dose:		
2 hr Blood Sugar:		
		Total:
Time:	**Snack**	
Blood Sugar:		
Insulin Dose:		
		Total:

Midnight Blood Sugar:
2:00 am Blood Sugar

Notes - Exercise/ Illness / Stress / Other:

_____
_____
_____

Daily Log

Date: _____

	Food / Drink And Amount	Carbs (g)
Time:	**Breakfast**	
Blood Sugar:		
Insulin Dose:		
2 hr Blood Sugar:		
		Total:
Time:	**Snack**	
Blood Sugar:		
Insulin Dose:		
		Total:
Time:	**Lunch**	
Blood Sugar:		
Insulin Dose:		
2 hr Blood Sugar:		
		Total:
Time:	**Snack**	
Blood Sugar:		
Insulin Dose:		
Time:	**Dinner**	
Blood Sugar:		
Insulin Dose:		
2 hr Blood Sugar:		
		Total:
Time:	**Snack**	
Blood Sugar:		
Insulin Dose:		
		Total:

Midnight Blood Sugar:
2:00 am Blood Sugar
Notes - Exercise/ illness / Stress / Other:

_____

_____

Daily Log

Date: _____

	Food / Drink And Amount	Carbs (g)
Time:	**Breakfast**	
Blood Sugar:		
Insulin Dose:		
2 hr Blood Sugar:		
		Total:
Time:	**Snack**	
Blood Sugar:		
Insulin Dose:		
		Total:
Time:	**Lunch**	
Blood Sugar:		
Insulin Dose:		
2 hr Blood Sugar:		
		Total:
Time:	**Snack**	
Blood Sugar:		
Insulin Dose:		
Time:	**Dinner**	
Blood Sugar:		
Insulin Dose:		
2 hr Blood Sugar:		
		Total:
Time:	**Snack**	
Blood Sugar:		
Insulin Dose:		
		Total:

Midnight Blood Sugar:
2:00 am Blood Sugar

Notes - Exercise/ illness / Stress / Other:

_____

_____

_____

Daily Log

Date: _____

	Food / Drink And Amount	Carbs (g)
Time:	**Breakfast**	
Blood Sugar:		
Insulin Dose:		
2 hr Blood Sugar:		
		Total:
Time:	**Snack**	
Blood Sugar:		
Insulin Dose:		
		Total:
Time:	**Lunch**	
Blood Sugar:		
Insulin Dose:		
2 hr Blood Sugar:		
		Total:
Time:	**Snack**	
Blood Sugar:		
Insulin Dose:		
Time:	**Dinner**	
Blood Sugar:		
Insulin Dose:		
2 hr Blood Sugar:		
		Total:
Time:	**Snack**	
Blood Sugar:		
Insulin Dose:		
		Total:

Midnight Blood Sugar:
2:00 am Blood Sugar

Notes - Exercise/ illness / Stress / Other:

_____

_____

_____

Daily Log

Date: _____

	Food / Drink And Amount	Carbs (g)
Time:	**Breakfast**	
Blood Sugar:		
Insulin Dose:		
2 hr Blood Sugar:		
		Total:
Time:	**Snack**	
Blood Sugar:		
Insulin Dose:		
		Total:
Time:	**Lunch**	
Blood Sugar:		
Insulin Dose:		
2 hr Blood Sugar:		
		Total:
Time:	**Snack**	
Blood Sugar:		
Insulin Dose:		
Time:	**Dinner**	
Blood Sugar:		
Insulin Dose:		
2 hr Blood Sugar:		
		Total:
Time:	**Snack**	
Blood Sugar:		
Insulin Dose:		
		Total:

Midnight Blood Sugar:
2:00 am Blood Sugar

Notes - Exercise/ illness / Stress / Other:

_____

_____

_____

Daily Log

Date: _____

	Food / Drink And Amount	Carbs (g)
Time:	Breakfast	
Blood Sugar:		
Insulin Dose:		
2 hr Blood Sugar:		
		Total:
Time:	Snack	
Blood Sugar:		
Insulin Dose:		
		Total:
Time:	Lunch	
Blood Sugar:		
Insulin Dose:		
2 hr Blood Sugar:		
		Total:
Time:	Snack	
Blood Sugar:		
Insulin Dose:		
Time:	Dinner	
Blood Sugar:		
Insulin Dose:		
2 hr Blood Sugar:		
		Total:
Time:	Snack	
Blood Sugar:		
Insulin Dose:		
		Total:

Midnight Blood Sugar:
2:00 am Blood Sugar

Notes - Exercise/ illness / Stress / Other:
_____
_____

Daily Log

Date: _____

	Food / Drink And Amount	Carbs (g)
Time:	**Breakfast**	
Blood Sugar:		
Insulin Dose:		
2 hr Blood Sugar:		
		Total:
Time:	**Snack**	
Blood Sugar:		
Insulin Dose:		
		Total:
Time:	**Lunch**	
Blood Sugar:		
Insulin Dose:		
2 hr Blood Sugar:		
		Total:
Time:	**Snack**	
Blood Sugar:		
Insulin Dose:		
Time:	**Dinner**	
Blood Sugar:		
Insulin Dose:		
2 hr Blood Sugar:		
		Total:
Time:	**Snack**	
Blood Sugar:		
Insulin Dose:		
		Total:

Midnight Blood Sugar:
2:00 am Blood Sugar

Notes - Exercise/ illness / Stress / Other:

_____

_____

_____

Daily Log

Date: _____

	Food / Drink And Amount	Carbs (g)
Time:	Breakfast	
Blood Sugar:		
Insulin Dose:		
2 hr Blood Sugar:		
		Total:
Time:	Snack	
Blood Sugar:		
Insulin Dose:		
		Total:
Time:	Lunch	
Blood Sugar:		
Insulin Dose:		
2 hr Blood Sugar:		
		Total:
Time:	Snack	
Blood Sugar:		
Insulin Dose:		
Time:	Dinner	
Blood Sugar:		
Insulin Dose:		
2 hr Blood Sugar:		
		Total:
Time:	Snack	
Blood Sugar:		
Insulin Dose:		
		Total:

Midnight Blood Sugar:
2:00 am Blood Sugar

Notes - Exercise/ illness / Stress / Other:

_____

_____

_____

Daily Log

Date: _____

	Food / Drink And Amount	Carbs (g)
Time:	**Breakfast**	
Blood Sugar:		
Insulin Dose:		
2 hr Blood Sugar:		
		Total:
Time:	**Snack**	
Blood Sugar:		
Insulin Dose:		
		Total:
Time:	**Lunch**	
Blood Sugar:		
Insulin Dose:		
2 hr Blood Sugar:		
		Total:
Time:	**Snack**	
Blood Sugar:		
Insulin Dose:		
Time:	**Dinner**	
Blood Sugar:		
Insulin Dose:		
2 hr Blood Sugar:		
		Total:
Time:	**Snack**	
Blood Sugar:		
Insulin Dose:		
		Total:

Midnight Blood Sugar:
2:00 am Blood Sugar

Notes - Exercise/ Illness / Stress / Other:

_____

_____

_____

Daily Log

Date: _____

	Food / Drink And Amount	Carbs (g)
Time:	**Breakfast**	
Blood Sugar:		
Insulin Dose:		
2 hr Blood Sugar:		
		Total:
Time:	**Snack**	
Blood Sugar:		
Insulin Dose:		
		Total:
Time:	**Lunch**	
Blood Sugar:		
Insulin Dose:		
2 hr Blood Sugar:		
		Total:
Time:	**Snack**	
Blood Sugar:		
Insulin Dose:		
Time:	**Dinner**	
Blood Sugar:		
Insulin Dose:		
2 hr Blood Sugar:		
		Total:
Time:	**Snack**	
Blood Sugar:		
Insulin Dose:		
		Total:

Midnight Blood Sugar:
2:00 am Blood Sugar

Notes - Exercise/ illness / Stress / Other:
_____
_____
_____

Daily Log

Date: _____

	Food / Drink And Amount	Carbs (g)
Time:	**Breakfast**	
Blood Sugar:		
Insulin Dose:		
2 hr Blood Sugar:		
		Total:
Time:	**Snack**	
Blood Sugar:		
Insulin Dose:		
		Total:
Time:	**Lunch**	
Blood Sugar:		
Insulin Dose:		
2 hr Blood Sugar:		
		Total:
Time:	**Snack**	
Blood Sugar:		
Insulin Dose:		
Time:	**Dinner**	
Blood Sugar:		
Insulin Dose:		
2 hr Blood Sugar:		
		Total:
Time:	**Snack**	
Blood Sugar:		
Insulin Dose:		
		Total:

Midnight Blood Sugar:
2:00 am Blood Sugar

Notes - Exercise/ illness / Stress / Other:
_____
_____
_____

Daily Log

Date: _____

	Food / Drink And Amount	Carbs (g)
Time:	**Breakfast**	
Blood Sugar:		
Insulin Dose:		
2 hr Blood Sugar:		
		Total:
Time:	**Snack**	
Blood Sugar:		
Insulin Dose:		
		Total:
Time:	**Lunch**	
Blood Sugar:		
Insulin Dose:		
2 hr Blood Sugar:		
		Total:
Time:	**Snack**	
Blood Sugar:		
Insulin Dose:		
Time:	**Dinner**	
Blood Sugar:		
Insulin Dose:		
2 hr Blood Sugar:		
		Total:
Time:	**Snack**	
Blood Sugar:		
Insulin Dose:		
		Total:

Midnight Blood Sugar:
2:00 am Blood Sugar

Notes - Exercise/ illness / Stress / Other:
_____
_____
_____

Daily Log

Date: _____

	Food / Drink And Amount	Carbs (g)
Time:	**Breakfast**	
Blood Sugar:		
Insulin Dose:		
2 hr Blood Sugar:		
		Total:
Time:	**Snack**	
Blood Sugar:		
Insulin Dose:		
		Total:
Time:	**Lunch**	
Blood Sugar:		
Insulin Dose:		
2 hr Blood Sugar:		
		Total:
Time:	**Snack**	
Blood Sugar:		
Insulin Dose:		
Time:	**Dinner**	
Blood Sugar:		
Insulin Dose:		
2 hr Blood Sugar:		
		Total:
Time:	**Snack**	
Blood Sugar:		
Insulin Dose:		
		Total:

Midnight Blood Sugar:
2:00 am Blood Sugar

Notes - Exercise/ illness / Stress / Other:

_____

_____

Daily Log

Date: _____

Time:	Food / Drink And Amount	Carbs (g)
	Breakfast	
Blood Sugar:		
Insulin Dose:		
2 hr Blood Sugar:		
		Total:
Time:	**Snack**	
Blood Sugar:		
Insulin Dose:		
		Total:
Time:	**Lunch**	
Blood Sugar:		
Insulin Dose:		
2 hr Blood Sugar:		
		Total:
Time:	**Snack**	
Blood Sugar:		
Insulin Dose:		
Time:	**Dinner**	
Blood Sugar:		
Insulin Dose:		
2 hr Blood Sugar:		
		Total:
Time:	**Snack**	
Blood Sugar:		
Insulin Dose:		
		Total:

Midnight Blood Sugar:
2:00 am Blood Sugar

Notes - Exercise/ illness / Stress / Other:

_____
_____

Daily Log

Date: _____

	Food / Drink And Amount	Carbs (g)
Time:	**Breakfast**	
Blood Sugar:		
Insulin Dose:		
2 hr Blood Sugar:		
		Total:
Time:	**Snack**	
Blood Sugar:		
Insulin Dose:		
		Total:
Time:	**Lunch**	
Blood Sugar:		
Insulin Dose:		
2 hr Blood Sugar:		
		Total:
Time:	**Snack**	
Blood Sugar:		
Insulin Dose:		
Time:	**Dinner**	
Blood Sugar:		
Insulin Dose:		
2 hr Blood Sugar:		
		Total:
Time:	**Snack**	
Blood Sugar:		
Insulin Dose:		
		Total:

Midnight Blood Sugar:
2:00 am Blood Sugar
Notes - Exercise/ illness / Stress / Other:

_____

_____

Daily Log

Date: _____

	Food / Drink And Amount	Carbs (g)
Time:	**Breakfast**	
Blood Sugar:		
Insulin Dose:		
2 hr Blood Sugar:		
		Total:
Time:	**Snack**	
Blood Sugar:		
Insulin Dose:		
		Total:
Time:	**Lunch**	
Blood Sugar:		
Insulin Dose:		
2 hr Blood Sugar:		
		Total:
Time:	**Snack**	
Blood Sugar:		
Insulin Dose:		
Time:	**Dinner**	
Blood Sugar:		
Insulin Dose:		
2 hr Blood Sugar:		
		Total:
Time:	**Snack**	
Blood Sugar:		
Insulin Dose:		
		Total:

Midnight Blood Sugar:
2:00 am Blood Sugar

Notes - Exercise/ illness / Stress / Other:

_____

_____

_____

Made in the USA
Columbia, SC
22 May 2025